SEGmente

Herausgeber: Frank Meurer
Thomas Mitschke
Jürgen Schreiber

Band 3

Ersteintreffendes Rettungsmittel beim MANV

Andreas Knickmann
Sven Neumann
Timo Subat

5. Auflage

S+K

Verlagsgesellschaft Stumpf & Kossendey mbH, Edewecht 2024

Anmerkungen des Verlags

Die Herausgeber bzw. Autoren und der Verlag haben höchste Sorgfalt hinsichtlich der Angaben von Richtlinien und Empfehlungen aufgewendet. Für versehentliche falsche Angaben übernehmen sie keine Haftung. Da die gesetzlichen Bestimmungen und wissenschaftlich begründeten Empfehlungen einer ständigen Veränderung unterworfen sind, ist der Benutzer aufgefordert, die aktuell gültigen Richtlinien anhand der Literatur zu überprüfen und sich entsprechend zu verhalten.
Die Angaben von Handelsnamen, Warenbezeichnungen etc. ohne die besondere Kennzeichnung ®/™/© bedeuten keinesfalls, dass diese im Sinne des Gesetzgebers als frei anzusehen wären und entsprechend benutzt werden könnten.
Der Text und/oder das Literaturverzeichnis enthalten Links zu externen Webseiten Dritter, auf deren Inhalt der Verlag keinen Einfluss hat. Deshalb kann er für diese fremden Inhalte auch keine Gewähr übernehmen. Für die Inhalte der verlinkten Seiten ist stets der jeweilige Anbieter oder Betreiber der Seite verantwortlich.
Aus Gründen der Lesbarkeit ist in diesem Buch meist die männliche Sprachform gewählt worden. Alle personenbezogenen Aussagen gelten jedoch stets für Personen beliebigen Geschlechts gleichermaßen.

Bibliografische Information der Deutschen Nationalbibliothek
Die Deutsche Nationalbibliothek verzeichnet diese Publikation in der Deutschen Nationalbibliografie; detaillierte bibliografische Daten sind im Internet über https://dnb.dnb.de abrufbar.

Rathausstraße 1, 26188 Edewecht
kundenservice@skverlag.de
Gesamtherstellung und Druck: Bürger Verlag GmbH & Co. KG, Edewecht
ISBN 978-3-96461-078-2

Inhalt

Abkürzungen

<c>ABCDE / <x>ABCDE	Critical Bleeding/Exsanguination, Airway, Breathing, Circulation, Disability, Exposure/Environment
AAAACEEEE	Atemgifte, Angstreaktion, Ausbreitung, atomare Strahlung, chemische Agenzien, Erkrankung, Explosion, Einsturz, Elektrizität
Abb.	Abbildung
ABEV	Absturz, biologische Gefahren, Ertrinken, Verkehr
AG	Aktiengesellschaft
Aufl.	Auflage
BHP	Behandlungsplatz
BR	Bereitstellungsraum
bzw.	beziehungsweise
CBRN	chemische/biologische/radiologische/nukleare Agenzien
cm	Zentimeter
Dekon	Dekontamination
Dekon V	Dekontamination für Verletzte
DIN	Deutsche Industrie Normung, Deutsches Institut für Normung
DIVI	Deutsche Interdisziplinäre Vereinigung für Intensiv- und Notfallmedizin e.V.
DMO	Direct Mode Operation
DV	Dienstvorschrift
e. V.	eingetragener Verein
EA	Einsatzabschnitt
EAL	Einsatzabschnittsleiter
EDV	elektronische Datenverarbeitung
EHEC	enterohämorrhagische Escherichia coli
ELW	Einsatzleitwagen
et al.	et alii (und andere)
Fü LZ	Führung Ladezone
GAMS-Regel	Gefahr erkennen, Absperrmaßnahmen einleiten, Menschen retten, Spezialkräfte nachfordern
GESAMD	Gefahr erkennen, Gefahr einschätzen, Spezialkräfte anfordern, Absperrung einrichten, Menschenrettung unter Eigenschutz, Dekontamination vorbereiten/durchführen
ggf.	gegebenenfalls
GSG	Gefährliche Stoffe und Güter
HEIKAT	Handlungsempfehlungen zur Eigensicherung für Einsatzkräfte der Katastrophenschutz- und Hilfsorganisationen bei einem Einsatz nach einem Anschlag
Hrsg.	Herausgeber

i.d.R.	in der Regel
inkl.	inklusive
Kap.	Kapitel
KTW	Krankentransportwagen
LEV	Leiter Erstversorgung
Lkw	Lastkraftwagen
LNA	Leitender Notarzt/Notärztin
LSM	lebensrettende Sofortmaßnahmen
m / m^2	Meter/Quadratmeter
MANV	Massenanfall von Verletzten oder Erkrankten
MZF	Mehrzweckfahrzeug
NA	Notarzt/Notärztin
NEF	Notarzteinsatzfahrzeug
NotSan	Notfallsanitäter/Notfallsanitäterin
NRW	Nordrhein-Westfalen
o. A.	ohne Angabe
OrgL	Organisatorische(r) Leiter/Leiterin
PA	Patientenablage
PAT	Patientenanhängetasche
Pkw	Personenkraftwagen
PRIOR®	Primäres Ranking zur Initialen Orientierung im Rettungsdienst
PSNV-E	Psychosoziale Notfallversorgung für Einsatzkräfte
PTZ 10	Patiententransportzug 10
PÜP	Patientenübergabepunkt
RD	Rettungsdienst
RTH	Rettungshubschrauber
RTW	Rettungswagen
S.	Seite
s., s. o., s. u.	siehe, siehe oben, siehe unten
SEG	Schnelleinsatzgruppe
SK	Sichtungskategorie
Tab.	Tabelle
TMO	Trunked Mode Operation
TO	Transportorganisation
TP	Transportpriorität
u. a.	unter anderem
UA	Unterabschnitt
usw.	und so weiter
VAK	Verletztenanhängekarte
z.B.	zum Beispiel

Vorwort

Abseits der Routine ist der Massenanfall von Verletzten oder Erkrankten (MANV) ein Ereignis, das den Rettungsdienst immer vor eine besondere Herausforderung stellt. Das liegt zum einen daran, dass der MANV selten vorkommt, und zum anderen, dass das Rettungsdienstpersonal in der nötigen taktischen Qualifikation oft unzureichend ausgebildet wird. Denn abweichend vom Einsatzgeschehen beim Individualnotfall bedarf es beim MANV neben der notfallmedizinischen Hilfe sofort der Organisation des Raumes und der Koordination von Einsatzkräften: Sie müssen geführt werden.

Das zuerst eintreffende Rettungsteam sieht sich beim MANV einer vollkommen anderen Situation gegenübergestellt als beim individuellen Notfall. So weiß jedes Rettungsdienstmitglied vom Rettungshelfer über Notfallsanitäter bis zum Notarzt, was sie bei einem Patienten mit einem akuten Koronarsyndrom machen müssen. Sie arbeiten routinemäßig die Standard Operating Procedure (SOP) ab – Priorität hat die notfallmedizinische Behandlung des einzelnen Patienten. Jedoch handelt es sich bei einem MANV nicht nur um einen Verletzten/Erkrankten, sondern um eine Vielzahl – Priorität für das ersteintreffende Rettungsteam muss die Führungsorganisation haben. Ereignisse wie das Zugunglück von Bad Aibling (2016) oder der Busunfall von Leipzig (2024) zeigen, dass sich die Anzahl der Verletzten sehr unterscheiden kann, bei den genannten Ereignissen zwischen 23 und 100, in jedem Fall aber die ersten Ressourcen übersteigt. Aus diesem Grund ist es wichtig, dass die erste Besatzung am Ereignisort mit äußerster Disziplin ihre koordinierende und strukturierende Aufgabe wahrnimmt, damit möglichst vielen Verletzten in kürzester Zeit geholfen werden kann. Würde sich die Besatzung wie beim individuellen Notfall um einen Verletzten kümmern, würde sie damit unter Umständen das Leben anderer aufs Spiel setzen. Vor vielen Jahren wurde stellenweise das Eintreffen der rettungsdienstlichen Führungskräfte (Leitender Notarzt und Organisatorischer Leiter) abgewartet, um die Einsatzstelle personell und räumlich zu strukturieren. Dabei müssen in erster Linie bereits durch das ersteintreffende Rettungsdienstpersonal wichtige organisatorische Maßnahmen ergriffen werden, um den Einsatz erfolgreich zu bewältigen. Zu den einsatztaktischen Maßnahmen zählen u.a.

- die Erkundung der Einsatzstelle,
- das Erfassen der Exponiertenanzahl,
- die qualifizierte Rückmeldung an die Leitstelle,
- die (Vor-)Sichtung und Kennzeichnung von Patienten,
- weitere eintreffende Rettungskräfte in die Lage einweisen,
- Unterabschnitte, wie z.B. Patientenablagen, bilden,
- die entsprechende Führungsstruktur aufbauen und
- eine möglichst detaillierte Übergabe an die nächste Führungsorganisation.

In diesem SEGmente-Band schildern die Autoren die ersten Maßnahmen bei einem MANV-Einsatz, erklären, was von den Besatzungen der verschiedenen Rettungsmittel unternommen werden muss, und zeigen, wie eine Einsatzstelle aufwächst. Sie stellen dar, welche Aufgaben konkret auf eine Besatzung zukommen und welche Einsatzabschnitte sinnvoll sind. Außerdem führen sie aus, welche Aufgaben die einzelnen Leiter von Bereitstellungsraum, Patientenablage oder Erstversorgung haben. Des Weiteren geben sie durch Checklisten eine Handlungsoption beim Massenanfall von Verletzten.

1 Was bedeutet „Massenanfall von Verletzten oder Erkrankten“?

Unter dem Begriff „Massenanfall“ wird in der DIN 13050 ein „Notfall, mit einer großen Anzahl von Verletzten oder Erkrankten sowie anderen Geschädigten oder Betroffenen“ verstanden. Von einem Massenanfall von Verletzten oder Erkrankten (MANV) wird in der Praxis gesprochen, wenn die vorhandenen Ressourcen für eine individuelle Notfallversorgung der Verletzten oder Erkrankten sowie anderen Geschädigten oder Betroffenen nicht mehr ausreichen. In einer Großstadt wird aufgrund der hohen Vorhaltung von Rettungsmitteln meistens sehr spät von einem MANV gesprochen, dabei kann der MANV in ländlichen Gebieten bereits ab drei Verletzten beginnen. Beim MANV handelt es sich also um ein Ereignis, bei dem besondere planerische und organisatorische Maßnahmen erforderlich sind, da die vorhandenen und die einsetzbaren Vorhaltungen der präklinischen und klinischen Versorgung nicht ausreichen. Da diese Ressourcen individuell sind, definiert jede Gebietskörperschaft, jeder Kreis oder jede kreisfreie Stadt den MANV eigenständig. Durch den Träger des Rettungsdienstes werden in der Alarm- und Ausrückeordnung (AAO) Maßnahmen und Einsatzkräfte/Einsatzmittel definiert, die bei einem Ereignis zum Schadensort fahren. Die AAO einer Gebietskörperschaft könnte wie folgt aussehen:

- MANV 10 –
  Unfall oder Notfall mit 5 bis 10 Verletzten
- MANV 20 –
  Unfall oder Notfall mit 11 bis 25 Verletzten
- MANV 50 –
  Unfall oder Notfall mit 26 bis 50 Verletzten
- MANV > 50 –
  Unfall oder Notfall mit über 50 Verletzten.

Bei einem MANV 10 würden Rettungsmittel für die Versorgung und den Transport von bis zu 10 Verletzten entsendet. Beim Auslösen dieses Stichwortes würden z.B.

- 5 Rettungswagen (RTW)/Krankentransportwagen (KTW),
- 2 arztbesetzte Rettungsmittel (Notarzteinsatzfahrzeug oder Rettungshubschrauber),
- 1 Schnelleinsatzgruppe Rettungsdienst (1 Gerätewagen Sanitätsdienst, 1 RTW und 1 RTW/KTW),
- Leitender Notarzt (LNA)/Organisatorischer Leiter (OrgL) und
- die örtliche, zuständige Feuerwehr

durch die Leitstelle alarmiert. Wäre das Stichwort höher, würde sich die Anzahl der entsprechenden Rettungsmittel erhöhen bzw. käme eventuell Hilfe durch die Nachbarkreise hinzu. Mancherorts wird der MANV auch in Stufen von 1 bis z.B. 4 formuliert, es wird also die Zahl der Betroffenen durch Stufen deklariert: Hinter einem MANV 3 könnten somit 50 Exponierte stehen.

2 Aufbau der ersten Struktur – Führungssystem

Ohne Struktur keine klare Führung. Bei der erfolgreichen Bewältigung jeder erdenklichen Einsatzlage kommt es grundsätzlich immer auf das Führungssystem und somit die Führung vor Ort an. Hiermit ist eine klare Struktur der Führung gemeint, wie sie auch in der medizinischen Versorgung vorgenommen wird. Als Grundlage dient hierfür bundesweit die Dienstvorschrift (DV) 100 „Führung und Leitung im Einsatz“.

Vor allem MANV-Lagen können einen dynamischen Charakter aufweisen. Die Anzahl der Einsatzkräfte und der Einsatzmittel erhöht sich und somit auch der Führungsaufwand. Organisatorischer Leiter und Leitender Notarzt werden vor Ort mit der Leitung des Einsatzabschnitts Medizinische Rettung betraut (Kap. 7). Ebenso empfiehlt es sich bei langgezogenen und/oder unübersichtlichen Lagen, Unterabschnitte zu bilden und somit eine klar strukturierte, lineare Führung zu etablieren. Wichtig sollte immer der Blick auf die Breite der Struktur sein (Kap. 7). Es gilt so breit wie nötig, so schmal wie möglich.

Das Führungssystem besteht aus drei Säulen: Führungsorganisation, Führungsvorgang (Kap. 3) und Führungsmittel. Unter Führungsmittel werden technische Mittel und Einrichtungen verstanden, die Führungskräfte bei ihrer Führungsarbeit unterstützen, um beim Führungsvorgang Informationen zu erhalten (z.B. Pläne, Handbücher), Informationen zu verarbeiten (u.a. EDV-Systeme) und die Informationsgewinnung durchzuführen (Besprechungen, Kommunikationsmittel usw.).

Zur erfolgreichen Auftragserfüllung soll hier der Aufbau, also die Führungsorganisation, näher beleuchtet werden. Die Aufgabenbereiche der einzelnen Führungskräfte werden definiert und die Anzahl der Führungsebenen festgelegt. Grundsätzlich soll sichergestellt werden, dass bei allen Einsätzen, unabhängig von Art und Größe, die Einsatzleitung komplikationslos funktioniert. Hier liegt es am Einsatzleiter, die Lage korrekt zu beurteilen, vorausschauend zu agieren und frühestmöglich eine höhere Führungsstufe zu etablieren.

Durch eine klare Struktur lassen sich auch komplexe Einsatzlagen abwickeln, wozu in der DV 100 vier Führungsstufen vordefiniert sind.

- *Führungsstufe A:* Die Führungsstufe A steht für das „Führen ohne Führungseinheit". Der benötigte Kräfteansatz liegt bei maximal einer erweiterten Gruppe. Dem Gruppenführer dient die Leitstelle als rückwirkende Führungseinrichtung. Bei ausreichend Personal kann ein Melder als Führungsassistent eingesetzt werden. Da die Führungsstufe A bei Einsätzen unterhalb der MANV-Schwelle greift, bei der die Patientenanzahl und der erforderliche Kräfteansatz, regional abhängig, durchaus z.B. durch den Fahrer des Notarzteinsatzfahrzeugs (NEF) geführt werden können, kommt sie bei MANV-Einsätzen i.d.R. nicht in Betracht.
- *Führungsstufe B:* „Führung mit örtlichen Führungseinheiten" beschreibt die Führungsstufe B. Kräfte befinden sich in Zug- oder Verbandsstärke an der Einsatzstelle. Der Einsatzleiter wird vor Ort durch einen Kommandowagen (KdoW) oder sogar Einsatzleitwagen 1 (ELW) mit einer Trupp- oder Staffelstärke unterstützt. Diese allgemeine Bezeichnung betrifft den gesamten Einsatz inklusive aller Bereiche (Feuerwehr, Rettungsdienst usw.). Würde man es auf den Rettungsdienst herunterbrechen, dann würden der Organisatorische

Leiter und der Leitende Notarzt den Einsatzabschnitt Medizinische Rettung führen. Auch ihnen stehen Fahrzeuge und/oder Personal zur Verfügung, die sie bei dieser Tätigkeit unterstützen.

- *Führungsstufe C:* Bei Einsätzen mit einem Kräfteansatz in Verbandsstärke wird die Führungsstufe C etabliert. Dort ist auf Verbandsebene – als Unterstützung für den Einsatzleiter – das „Führen mit einer Führungsgruppe“ beschrieben. Diese sollte mindestens einen ELW 1, wenn erforderlich einen ELW 2 vor Ort nutzen. Hier handelt es sich um Ereignisse, bei denen sehr viele Einsatzkräfte vor Ort benötigt werden. Auch bei einem MANV können der Organisatorische Leiter und der Leitende Notarzt im Einsatzabschnitt Medizinische Rettung solch eine Struktur aufbauen, wenn die Anzahl der Einsatzkräfte, Einsatzmittel und die Lage an sich dies erfordern.
- *Führungsstufe D:* Befinden sich im Schadensgebiet mehrere Einsatzstellen und/oder übersteigt der Kräfteansatz die Verbandsstärke, dann greift die Führungsstufe D „Führen mit einer Führungsgruppe beziehungsweise mit einem Führungsstab“. Hier wird zur Unterstützung der vorhandenen Führungsstufe C ein Führungsstab mit den Stabspositionen S 1 bis S 6 plus Fachberatern und Verbindungspersonen eingesetzt. Dieser nutzt mindestens einen ELW 2. Je nach Lagebild können diesem ELW 1 in den verschiedenen Unterabschnitten unterstellt werden.

Die *Führungsstruktur* ist immer *linear* aufgebaut, das heißt, von den unteren Ebenen wird jeweils an eine direkt übergeordnete Ebene gemeldet. Ebenso werden Meldungen/Befehle pro Ebene nach unten gegeben. Das ersteintreffende Rettungsmittel würde also in der Anfangsphase nach oben zum Einsatzleiter melden und nach unten zu weiteren eintreffenden Rettungsmitteln. Keine Ebene wird übersprungen, dies hat den Vorteil, dass alle beteiligten Kräfte involviert und im Bilde sind.

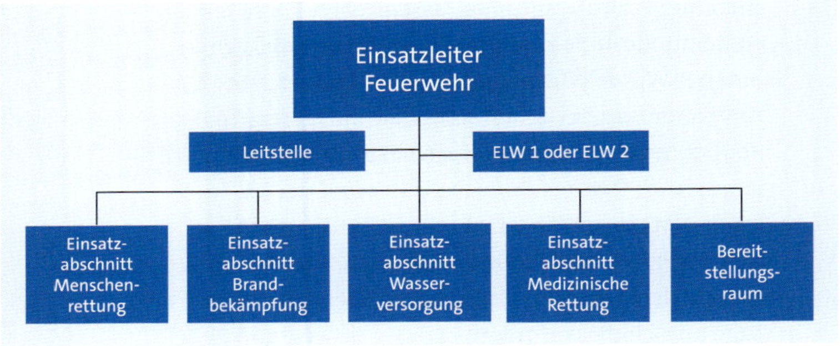

Abb. 1 ▶ Beispiel „Lineare Führung Brandeinsatz"

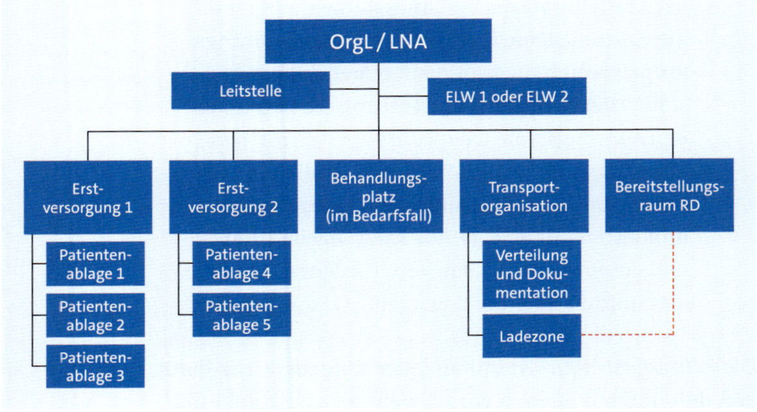

Abb. 2 ▶ Beispiel „Einsatzabschnitt Medizinische Rettung"

3 Lageerkundung

Eine ausführliche und gründliche Lageerkundung durch das ersteintreffende Rettungsteam bildet die Grundlage, um das Geschehene richtig einzuordnen. Das ist wesentlich, um im weiteren Verlauf den benötigten Kräfte- und Materialansatz so zu wählen, dass die Lage beherrscht werden kann und der Rettungsdienst vor die Lage kommt. Dem ersteintreffenden Rettungsteam kommt deshalb eine elementare Bedeutung bei der Einschätzung der Lage und der Raumordnung zu. Bereits auf der Anfahrt sollten Überlegungen bezüglich

- eines möglichen primären Bereitstellungsraumes getroffen,
- eine Örtlichkeit festgelegt und
- der Leitstelle mitgeteilt werden.

Voraussetzung hierfür ist Ortskenntnis. Zudem wählt die Besatzung des ersteintreffenden Fahrzeugs den Aufstellungsort des Fahrzeugs taktisch so, dass möglichst keine nachrückenden Kräfte blockiert werden und das Fahrzeug im Fall einer möglichen Gefahrenlage in Fluchtrichtung steht (Kap. 8.3). Eine *Absicherung der Einsatzstelle* durch einfache Mittel wie die Warnblinkanlage und das blaue Blinklicht gilt als obligat. Nach Möglichkeit sollte das ersteintreffende Fahrzeug für Nachrückende gekennzeichnet sein, z.B. durch einen Pylonen auf dem Fahrzeugdach. Hierzu gibt es in Deutschland keine feste Regelung.

Die Einsatzkräfte rüsten sich mit Handfunkgeräten, Sichtungstasche (wenn vorhanden) und Kennzeichnung als ersteintreffendes Rettungsmittel (meistens Westen) aus. So ausgestattet beginnen sie mit der *Erkundung der Lage*. Hierbei ist es wichtig, eventuell spontan gebildete Patientenablagen auf deren sichere Örtlichkeit zu prüfen und namentlich zu benennen. Das Team sucht vorausschauend nach weiteren Möglichkeiten für eventuelle Patientenablagen, eruiert die Anzahl Exponierter, stellt fest, ob alle Personen aus Fahrzeugen, Trümmern usw. befreit sind, und gibt schnellstmöglich eine weitere Lagemeldung an die Leitstelle mit der Gesamtzahl Exponierter ab.

Sollte das ersteintreffende Fahrzeug bei MANV-Lagen ein KTW sein, so muss auch dessen Besatzung (meistens Rettungssanitäter/Rettungshelfer) nach dem Eintreffen in der Lage sein, genauso wie RTW- und MZF-Teams (Mehrzweckfahrzeug), eine Erkundung und ggf. Vorsichtung der Patienten vorzunehmen. Um ihnen für diese Aufgaben Sicherheit zu geben, sollte den Einsatzkräften der jeweilige Sichtungsalgorithmus zur Verfügung gestellt sein und ihnen regelmäßige Fortbildungen mit diesem Themenschwerpunkt zukommen.

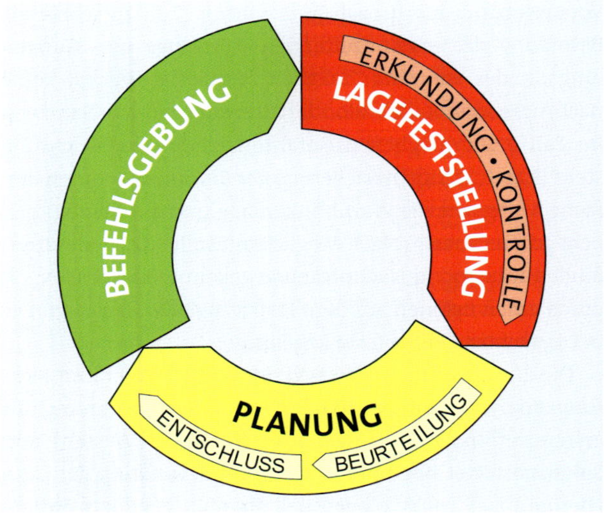

Abb. 3 ▶ Modell des Führungsvorgangs

Gängigstes Werkzeug für eine Lageerkundung und anschließende Befehlsgebung ist der *Führungsvorgang*. Dieser beinhaltet die Lagefeststellung durch anfängliche Erkundung. Dabei soll die Einsatzstelle mindestens einmal komplett begangen, betroffene Objekte umrundet/erkundet werden und somit ein Gesamteindruck entstehen. Auf Basis der gewonnenen Erkenntnisse folgt die Planungsphase des Einsatzes mit Beurteilung und Entschlussfassung. Daraus resultiert die Befehlsgebung an die jeweiligen Einsatzkräfte. Im Nachgang schließt sich kreisend erneut die Lagefeststellung durch nunmehr Kontrolle der Lage und der eingeleiteten/durchgeführten Maßnahmen an. Sollte Handlungsbedarf erkennbar sein, wird durch die Planungsphase und damit einhergehender Befehlsgebung reagiert.

Des Weiteren empfiehlt es sich, zur Lageerkundung die *„vier Phasen der Erkundung“* zu durchlaufen. Die erste Phase ist meistens bereits mit Blick auf die Schadensstelle oder das Schadensobjekt abgehandelt, da sie sich auf die Frontalansicht bezieht. Befragungen von Betroffenen, anwesenden Nachbarn sowie weiteren Augenzeugen sollen in der zweiten Phase weitere Erkenntnisse bringen. Ist es möglich, sich einen Eindruck vom Inneren des Objektes zu verschaffen, dann ist dies in der dritten Phase zu beurteilen. Letztlich beinhaltet die vierte Phase, den Gesamtüberblick über die Schadenssituation zu erlangen und somit eine Gesamtlagebeurteilung zu erörtern. Dazu gehört auch die mögliche Umrundung der Einsatzstelle.

Weitere hilfreiche Maßnahmen sind der sogenannte Würfelblick und das Eckenzählen. Der *Würfelblick* wird meistens im Freien angewandt. Dabei betrachtet man die Umgebung als Seiten eines Würfels, wodurch man sofort etwaige relevante Dinge links und rechts, vor, über und hinter sich erkennt. Der Blick nach unten sagt z. B. direkt etwas über die Bodenbeschaffenheit aus. Den Untergrund sollte man möglichst auf Festigkeit prüfen. Unter freiem Himmel erhält man durch den Blick nach oben schnell Auskunft über die aktuellen und eventuell kurz bevorstehenden Wetterverhältnisse.

Das *Eckenzählen* wird in geschlossenen Räumen angewandt. Konzentriert man sich beim Betreten direkt darauf, einmal alle Ecken bewusst wahrgenommen zu haben, erhält man schnell einen Gesamteindruck des Raumes.

3.1 Gefahren der Einsatzstelle

Zu jeder Erkundung gehört auch, mögliche Gefahren für Patienten, Einsatzkräfte, Tiere, Sachwerte, Geräte und die Umwelt zu erkennen und einzubeziehen. Dabei muss besonderes Augenmerk auf die Gefährdungsbeurteilung und mögliche Beseitigung der Gefahr gelegt werden, wenn dieser durch den Rettungsdienst entgegengetreten werden kann. Ein Gefahrenbereich ist das Areal, in dem Gefahren vorhanden oder aufgrund von fachlicher Einschätzung vermutet werden. Sollten sich Einsatzkräfte lagebedingt in einem Gefahrenbereich aufhalten müssen, so ist dies im Vorfeld deutlich durch die jeweilige Führungskraft zu kommunizieren und auf Verhaltensregeln hinzuweisen. Bestehen Unsicherheiten bezüglich der Abgrenzung von sicherem und unsicherem Bereich, ist eine Rücksprache mit dem Gesamteinsatzleiter oder Abschnittsleiter sinnvoll und immer möglich. Auch die jeweiligen Einsatzkräfte müssen sich auftretender Gefahren im Einsatz bewusst sein. Dafür ist eine kontinuierliche Fortbildung ebenso zielführend wie die Selbstdisziplin an Einsatzstellen. Hierzu zählt auch das Tragen der vorgeschriebenen persönlichen Schutzausstattung sowie die Einhaltung von Sperrzonen.

Als Hilfestellung, um mögliche Gefahren zu erkennen, ist seit Jahren die *Gefahrenmatrix* etabliert. Diese besteht aus vier A, einem C und vier E *(AAAACEEEE)*. Im Laufe der Zeit hat sie sich bewährt, ist jedoch auch nicht in Stein gemeißelt. So haben neue Erkenntnisse, Auswertungen und Erfahrungen aus Einsätzen dazu geführt, die Abkürzung *ABEV* als Gedankenstütze anzugliedern (s. u.). Ebenso sollte bei Gefahrstofflagen nicht nur das C, sondern vielmehr *CBRN* mit aufgeführt sein (s. u.).

Vier A

Atemgifte treten an diversen Einsatzstellen auf, vor allem bei Bränden sollten sich Einsatzkräfte ohne Atemschutz möglichst nicht dem Brandrauch aussetzen. Bei Patienten-

TAB. 1 ▶ Gefahrenmatrix

AAAACEEEE + ABEV	**Menschen**	**Tiere**	**Umwelt**	**Sachwerte**	**Einsatzkräfte**	**Geräte**
Atemgifte	X	X	X		X	
Angstreaktion	X	X			X	
Ausbreitung	X	X	X	X	X	X
Atomare Strahlung	X	X	X	X	X	X
Chemische (BRN) Stoffe	X	X	X	X	X	X
Erkrankung	X	X			X	
Explosion	X	X	X	X	X	X
Einsturz	X	X		X	X	X
Elektrizität	X	X		X	X	X
Absturz	X	X		X	X	X
Biologische Stoffe	X	X	X	X	X	X
Ertrinken / Wassergefahren	X	X		X	X	X
Verkehr	X	X		X	X	X

ablagen, egal ob spontan gebildete oder vor der Einrichtung strukturierter Ablagen, muss zwingend die mögliche Brandrauchbeaufschlagung ermittelt werden und bei letztgenannten in die Ortsauswahl einbezogen werden. Auch eine Kontamination mit Kohlenstoffmonoxid (CO) durch die Abgase von laufenden Aggregaten, Fahrzeugen, Zeltheizungen usw. ist durchaus möglich, selbst wenn Abgasschläuche genutzt werden. Hier empfiehlt es sich CO-Melder einzusetzen, um ggf. schnellstmöglich zu reagieren.

Mit *Angstreaktionen* ist bei Patienten, Tieren und Einsatzkräften zu rechnen. Vor allem Ausnahmesituationen bei größeren Lagen außerhalb des normalen Einsatzaufkommens können auch Einsatzkräfte vor physische und psychische Herausforderungen stellen. Sollten Einsatzkräfte während/nach Einsätzen bei sich selbst oder bei anderen Auffälligkeiten feststellen, die auf Belastungsstörungen hindeuten, dann sind Hilfestellungen durch PSNV-E-Teams wahrzunehmen bzw. anzubieten.

Bei dynamischen Lagen, wie z.B. Bränden oder Gefahrguteinsätzen, ist die Gefahr der *Ausbreitung* grundsätzlich gegeben, bis die Lage unter Kontrolle ist. Hier ist das Einhalten der vor Ort festgelegten Sperrbereiche unabdingbar. Ebenso gilt es, gerade bei der Beteiligung von Gefahrstoffen, immer die Möglichkeit eines Anschlags einzubeziehen und das taktische Vorgehen entsprechend anzupassen (Abb. 7).

Bei auftretender *atomarer* Strahlung ist primär zu eruieren, um was für eine Strahlung es sich handelt, wo, wann und warum sie aufgetreten ist. Dies wird durch die Feuerwehr festgestellt und das Team des ersteintreffenden Rettungsmittels muss dies für die weitere Versorgung der Verletzten ggf. erfragen. Die Absperrbereiche müssen zwingend durch den Rettungsdienst beachtet werden, Abstand ist einzuhalten und die Einsatzstelle Spezialkräften zu überlassen.

C(BRN) – bei Gefahrstofflagen mit beachten

Mit *chemischen, biologischen, radiologischen* oder *nuklearen* Stoffen können Einsatzkräfte vielerorts in Kontakt geraten. Klassisches Beispiel ist der Verkehrsunfall mit gefahrgutbeladenen Fahrzeugen (auch Kleinstmengen), aber auch Brände in Laboratorien, Unfälle im Chemieunterricht oder Chloraustritt im Schwimmbad sind mögliche Szenarien. Wichtig hierbei ist es, die Situation vor Ort frühzeitig als CBRN-Lage zu erkennen. Bislang wurde in der Gefahrenmatrix unter A lediglich auf atomare Strahlung hingewiesen. Mit CBRN sind nunmehr alle Gefahrstoffe gemeint. Grundsätzlich gilt für alle Einsatzkräfte von Feuerwehr und Rettungsdienst das Vorgehen nach GAMS. Mittlerweile empfiehlt sich jedoch, die noch relativ unbekannte GESAMD-Regel (Abwandlung von GAMS) anzuwenden. Diese verweist darauf, *Gefahren* zu *erkennen, Gefahren einzuschätzen, Spezialkräfte* nachzufordern *Absperrmaßnahmen* einzuleiten (mind. 50 m), ggf. *Menschenrettung* unter Eigenschutz und die *Dekontamination* (Dekon) vorzubereiten/durchzuführen (Not-Dekon Stufe 1).

Vier E

Erkrankungen können z.B. MANV-Lagen in Senioren- und Pflegeheimen darstellen, bei denen eine Vielzahl von Bewohnern etwa mit dem Norovirus infiziert ist. Auch während Pandemien entwickeln sich Lagen mit vielen Erkrankten (z.B. Covid-19). Hier müssen Rettungskräfte entsprechende Schutzmaßnahmen in Form von zusätzlicher Schutzkleidung vornehmen. Aber auch Einsatzkräfte, die erkrankt sind, können eine Gefahr für sich selbst, andere Einsatzkräfte und Patienten/Betroffene darstellen. Hier gilt der Grundsatz, wer nicht zu 100 % fit ist und sich nicht gesund fühlt, sollte dem Einsatz fernbleiben.

Bei *Explosionen* gilt es, Abstand zu halten; die Patientenrettung aus dem Gefahrenbereich obliegt der Feuerwehr.

Auch die Möglichkeit von Folgeexplosionen muss berücksichtigt werden.

Weiterhin stellt sich die Gefahr des *Einsturzes* von Objekten. Bei Objekten gilt die Faustregel in Bezug auf den „Trümmerschatten" (ABB. 4): Das ist der Bereich, der durch herabstürzende Gebäudeteile getroffen werden könnte. Er beträgt das Anderthalbfache der Gebäudehöhe. Aber auch im Tiefbau kann es zu Einsätzen mit Einsturzgefahren kommen, z.B. durch größere Baugruben, die unsachgemäß abgestützt wurden. Hier gilt es, bei der Annäherung auf festen Untergrund zu achten und die Möglichkeiten des „Kantenabbruchs" einzubeziehen. Abstand halten ist auch bei diesen Lagen der beste Schutz für die Einsatzkräfte.

Auf *Elektrizität* sollte immer geachtet werden. Vor allem im Bereich von Bahnanlagen (KAP. 3.3), Stromtrassen und bei Hochwassereinsätzen sind Gefahren möglich (z.B. Spannungstrichter, ABB. 6). Hier gilt der Grundsatz des Abstandhaltens!

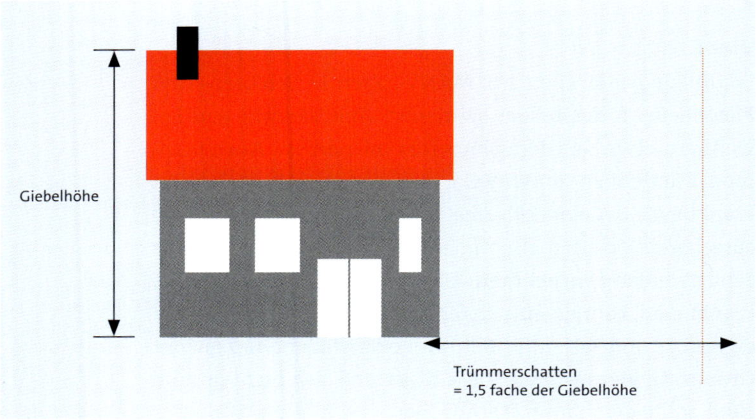

ABB. 4 ▶ Trümmerschatten

ABEV

ABEV steht für *Absturz, biologische Gefahren, Ertrinken/ Wassergefahren und Verkehr* und ist ein Zusatz zum altbekannten AAAACEEEE-Schema für Gefahren an der Einsatzstelle. Einsatzkräfte, die in Höhen arbeiten, müssen grundsätzlich gegen Absturz gesichert sein. Aber auch im Bodenbereich sollte ein Sicherheitsabstand eingehalten werden, um Verletzungsgefahren durch herabfallende Teile jeglicher Art zu minimieren.

Beispiele für biologische Gefahren sind das Influenza-A-Virus H1N1 oder EHEC-Bakterien. Berührungspunkte sind bei Verkehrsunfällen (etwaige Kurierfahrten), aber auch bei allen anderen Einsätzen gegeben.

Bei allen Einsätzen an Seen, Flüssen oder Meeren muss die Wassergefahr beachtet werden, also die Gefährdung eines Gebiets durch Wasser, unabhängig davon, ob die Gefährdung von Gewässern, künstlichen Wasseransammlungen ausgeht (z.B. Hochwasser) oder durch andere Ereignisse verursacht wird (z.B. Wolkenbruch, dem Bersten von Wasserspeichern). Hier besteht nicht nur für den Hilfeersuchenden die Gefahr des Ertrinkens, sondern auch für die Einsatzkräfte. Aus diesem Grund ist das Tragen einer Schwimmweste im unmittelbaren Gefährdungsbereich zwingend erforderlich. Die Einsatzkräfte müssen ggf. zusätzlich mit einer Leine gesichert werden.

Im Verkehrsbereich kommt es immer wieder zu Unfällen mit Einsatzkräften. Absperrmaßnahmen und das Tragen von Warnkleidung (ggf. zusätzliche Warnweste) sind elementare Maßnahmen, um das Unfallrisiko zu minimieren. Warneinrichtungen vor und hinter Unfallstellen sind so aufzustellen, dass sie rechtzeitig vom fließenden Verkehr wahrgenommen werden können. Dies gilt besonders in Kurvenbereichen und bei Bergkuppen sowie Senken. Richtwerte für den Abstand zwischen Warneinrichtungen und Einsatzort sind:

- innerorts 50 m,
- außerorts sollte der Abstand 100 m und
- auf Autobahnen mindestens 200 m betragen.

Die Straßenverkehrsordnung (§ 15 StVO) spricht bei schnell befahrenen Straßen von 100 m. Des Weiteren sind neben Warndreiecken möglichst zugelassene Pylone und Leuchteinrichtungen zur Absicherung zu verwenden. Einsatzkräfte müssen immer den (meistens noch fließenden) Verkehr beachten und sollten sich am Fahrbahnrand bzw. Seitenstreifen oder hinter der Leitplanke bewegen.

Gefahren entgegenwirken

Um Gefahren entgegenzuwirken, muss man sich darüber im Klaren sein, welche für Mensch, Tier, Sachwerte und Umwelt aktuell existieren und/oder im weiteren Verlauf zu befürchten sind. Bei mehreren Gefahrenquellen sollte abgeschätzt werden, welche die größte darstellt, um diese als erstes zu eliminieren. Grundsätzlich kann man vorhandenen oder auftretenden Gefahren auf vier verschiedene Arten und Weisen entgegenwirken, die jedoch nicht alle durch den Rettungsdienst bzw. durch die Besatzung des ersteintreffenden Rettungsmittels vorgenommen werden können. Zum einen besteht die Möglichkeit der *Rettung*. Hier gilt es, gefährdete Menschen, Tiere, in dritter Instanz aber auch Sachwerte aus dem Gefahrenbereich zu verbringen. Dies obliegt in der Regel den Feuerwehren, bei polizeilichen Lagen der Polizei. Auch die Besatzung des ersteintreffenden Rettungsmittels kann z.B. bei einem Fahrzeugbrand durch Herausziehen der Insassen noch vor dem Eintreffen der Feuerwehr die Rettung einleiten. Die Möglichkeit der *Verteidigung* wird gewählt, um z.B. bei einem Gebäudebrand ein angrenzendes Objekt mittels einer sogenannten „Riegelstellung“ (Aufbau einer Wasserwand) zu schützen (verteidigen). Beim *Angriff* wird der Gefahr bewusst aggressiv entgegengetreten, um sie einzudämmen und schlussendlich zu eliminieren. Sollte eine Gefahr von ihren Ausmaßen und der Dynamik so groß sein, dass eine maximale Gefährdung besteht, bleibt lediglich das Mittel des *Rückzugs* und somit die Aufgabe. Dieses Mittel kommt z.B. auch bei schweren Auseinandersetzungen mit renitenten Personen zum Tragen (Eigengefährdung).

Bevor eine der vier Taktikvarianten gewählt wird, sollten immer Auswahlkriterien wie Erfolgsaussicht, Sicherheit, Schnelligkeit, Aufwand, Umweltverträglichkeit und Gesamtwirkung in den Entscheidungsprozess einfließen.

3.2 Raumordnung und Fahrzeugabstellbereich

Bei der Lageerkundung und dementsprechenden Einsatz von Kräften hat die *Raumordnung* eine besondere Bedeutung. So sollte schon frühzeitig die Einrichtung eines primären *Bereitstellungsraumes* (BR) in die Planungen einbezogen werden. Ziel ist es, die Einsatzstelle möglichst von willkürlich aufgestellten Einsatzfahrzeugen frei zu halten. Vor allem bei Bränden sind die Flächen vor den betroffenen Objekten immer für Hubrettungsfahrzeuge der Feuerwehren vorgesehen und deshalb frei zu halten (genauso 15 m nach und vor dem Objekt). Rettungsmittel müssen daher immer mit großem Abstand abgestellt werden. Dies betrifft auch Lagen bei Verkehrsunfällen. Die Einsatzstelle zu durchfahren und sich davor zu positionieren, um eine Abfahrt zu ermöglichen, erscheint zwingend lageabhängig. Sollte ein nicht definierbares „Trümmerfeld“ die Straße bedecken, so ist die Beschädigung der Reifen oder des Fahrzeugs zu bedenken. Auch hier ist der Nahbereich von verunfallten Fahrzeugen für die schweren Einsatzfahrzeuge und Geräte der Feuerwehr vorgesehen. Das lange Zeit angewandte „Fischgrätenmuster", bei dem die Fahrzeuge in Schrägparkposition abgestellt werden, wurde mittlerweile vielerorts durch das Abstellen der Fahrzeuge seitlich, längs in Fahrtrichtung, abgelöst (Kap. 8.3). Welche der beiden Möglichkeiten genutzt wird, obliegt der jeweiligen Struktur.

Bei der Rettung von Patienten aus Gefahrenbereichen, z.B. bei Bränden, ist mit dem Einsatzleiter Feuerwehr ein *Patientenübergabepunkt* (PÜP) abzusprechen. Dieser sollte außerhalb des Gefahrenbereichs liegen. Spontan gebildete *Patientenablagen* (PA) sind auf ihre Örtlichkeit bezüglich der Sicherheit zu prüfen. Es empfiehlt sich, diese sowie strukturierte und auch vorgeplante Patientenablagen mit Klarnamen zu benennen, z.B. „Patientenablage Wasserturm", „Patientenablage Bushaltestelle" usw. Eine spätere Umbenennung ist zu vermeiden. Weiter sind Örtlichkeiten für einzurichtende Patientenablagen so zu wählen, dass beim Abtransport die *Ladezone* im Nahbereich eingerichtet werden kann. Auch sollten Einrichtungen, wie öffentliche Gebäude oder Hallen, als Patientenablagen genutzt werden. Diese bieten eine trockene Umgebung, sind in der Regel beheizbar und verfügen oftmals über sanitäre Anlagen.

3.3 Sonderlagen

Unter Sonderlagen fallen Szenarien mit chemischen, biologischen, radiologischen und/oder nuklearen Agenzien (CBRN), polizeiliche Lagen und Einsätze in besonderen Bereichen wie Bahnhöfen, Bahnanlagen, Flughäfen und großen Industrieanlagen.

CBRN-Lagen stellen die Einsatzkräfte immer wieder vor größere Herausforderungen. Wird die Besatzung des ersteintreffenden Rettungsmittels z.B. bei einem Verkehrsunfall mit einem Gefahrguttransporter konfrontiert, so muss zwingend an den Eigenschutz gedacht und die Einsatztaktik geändert werden. Eine direkte Versorgung von Betroffenen

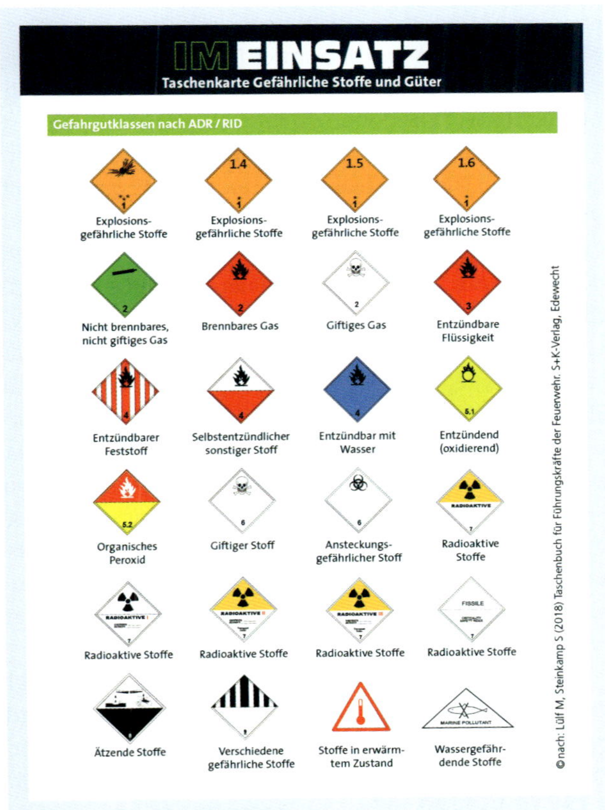

ABB. 5 ▶ Beispiel Taschenkarte Gefährliche Stoffe und Güter

im Gefahrenbereich ist ggf. nicht möglich. Die Windrichtung ist bei der Leitstelle zu erfragen, eine Annäherung ist mit und nicht gegen diese zu erfolgen. Die GESAMD-Regel (s.o.) muss angewandt werden, in diesem Zusammenhang sind Absperrmaßnahmen in einem Abstand von mindestens 50 m durchzuführen. Wenn möglich, sollte die Stoff- und Gefahrennummer auf der orangefarbenen Warntafel ermittelt werden. Durch die Nutzung von Gefahrgutschlüsseln in Form von Taschenkarten (Abb. 5) ist es möglich, zumindest die ausgehende Gefahr des Stoffes zu definieren. Der MANV mit Gefahrgut ist äußerst selten und umfasst einen deutlich größeren Kräfteansatz. Hier gilt für das ersteintreffende Rettungsteam, frühzeitig in Absprache mit dem Einsatzleiter den schwarzen Bereich, bestehend aus Gefahrenbereich und Übergangszone, sowie den weißen Bereich als Absperrbereich zu definieren. In der Übergangszone muss eine Dekontamination für Verletzte (Dekon-V) eingerichtet werden. Diese beinhaltet auch eine Vorsichtung zur Festlegung der Dekontaminationsreihenfolge und eine eingeschränkte Erstversorgung. Die Gefahr einer Inkorporation und Kontaminationsverschleppung ist unbedingt zu vermeiden. Eine engmaschige Zusammenarbeit von Spezialkräften der Gefahrgutzüge und Rettungs-/Sanitätsdiensten ist unumgänglich. Diese muss regelmäßig beübt werden, damit alle Handgriffe sitzen, Abläufe klar strukturiert sind und ggf. Möglichkeiten der Optimierung erkannt werden.

Bei Einsätzen auf *Bahnanlagen* oder in *Bahnhöfen* liegt die Zuständigkeit bei der Bundespolizei. Grundsätzlich wird bei Einsätzen im Bereich des Schienennetzes der Deutschen Bahn AG (DB) ein Notfallmanager Bahn hinzugezogen. Er agiert als Fachberater für die Einsatzleitung und steht in ständigem Kontakt zur örtlich zuständigen Notfallleitstelle der Bahn (siebenmal im Bundesgebiet). Gefahren bestehen zum einen aus sich bewegendem Schienenverkehr und zum anderen aus elektrischen Oberleitungen oder Stromschienen einer Gleichstrombahn (15.000 Volt Wechselstrom). Bei abgerissenen Stromleitungen ist der Spannungstrichter zu beachten (ABB. 6). Bahnanlagen dürfen grundsätzlich erst betreten werden, wenn der Fahrbetrieb eingestellt und dies eindeutig bestätigt ist. Diese Bestätigung erfolgt via Fax seitens der Bahn an die zuständige Feuer- und Rettungsleitstelle. Wichtig zu wissen ist hierbei, dass das Fax mit Eintreffen des Notfallmanagers seine Gültigkeit verliert und ab diesem Zeitpunkt die Aussagen des Bahnbediensteten zu werten sind. Bei Bewegungen auf dem Gleis muss ein Sicherheitsabstand von 3 m, besser 3,30 m zur Gleismitte eingehalten werden. Zu unter Strom stehenden Teilen sind 1,5 m Abstand zu halten und zu herunterhängenden Oberleitungen 10 m. An der Bahnstrecke befinden sich beidseitig Kilometertafeln. Zusätzlich sind alle 200 m Hektometertafeln installiert.

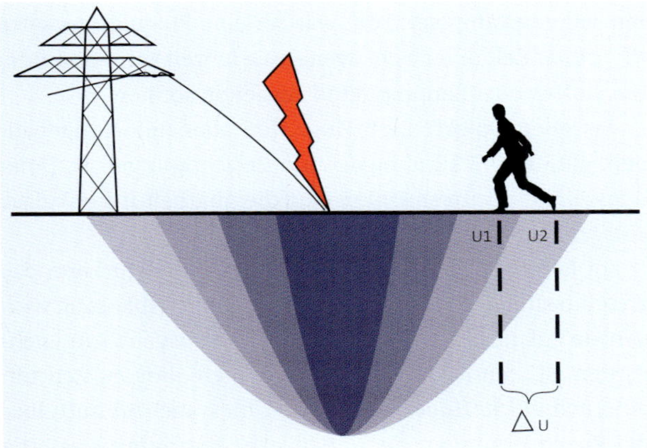

ABB. 6 ▶ Spannungstrichter

Auch im Bereich von *Flughäfen* zeichnet sich die Bundespolizei verantwortlich. Hier gelten strenge Sicherheitsauflagen und -kontrollen. Generell ist bei Einsätzen in diesen Gebieten die zuständige Flughafenfeuerwehr involviert. Informationen zur Lage, Anfahrt, zu Bereitstellungsräumen usw. müssen über die örtliche Feuerwehr abgefragt werden. Einige Bereiche dürfen nicht ohne Klärung/Genehmigung betreten oder befahren werden, vor allem die Roll- und Vorfelder sind zu meiden. Aufgrund der Größe und Unübersichtlichkeit werden häufig Lotsen eingesetzt.

Ähnlich zeichnet sich das Vorgehen in großen *Industrieanlagen* ab. Auch hier gibt es diverse Sicherheitsbereiche, die nicht ohne Weiteres befahren oder betreten werden dürfen. Meistens sind diese Bereiche farblich gekennzeichnet. Ist eine Betriebs- oder Werkfeuerwehr vor Ort, gestaltet sich die Suche nach einem Ansprechpartner einfach. Alternativ sind Mitarbeiter eines Werkschutzes eine nützliche Hilfe. Ausgewiesene Sammelstellen können als Patientenablagen genutzt werden. Auch muss die mögliche Nutzung von Hallen oder Aufenthaltsgebäuden geprüft werden. Des Weiteren sollte bekannt sein, um was für eine Produktionsstätte es sich handelt und ob ggf. weitere Gefahren von verwendeten Stoffen oder Endprodukten ausgehen können.

Bei allen Objekten, ob Flughäfen oder Industriegebäuden, gilt, dass Erkundungen und Besichtigungen in „Friedenszeiten" positiven Einfluss auf die Abarbeitung etwaiger Einsatzlagen nehmen.

Im Bereich der polizeilichen Gefahrenabwehr kann das ersteintreffende Rettungsteam nicht unmittelbar tätig werden, da ggf. noch eine Gefahr vom Täter ausgeht. Am wichtigsten ist, beim Eintreffen zu erkennen, dass es sich um eine *polizeiliche Lage* handelt und dies auch unmittelbar per Rückmeldung an die Leitstelle zu kommunizieren. Die Vergangenheit zeigt, dass Attentatslagen initial, wie z.B.

der Anschlag auf den Weihnachtsmarkt am Berliner Breitscheidplatz 2016, auch nach dem Eingang erster Notrufe nicht als solche zu erkennen waren und sich erst im Verlauf bzw. im Nachhinein als polizeiliche Zuständigkeit erwiesen. Die alarmierten Kräfte fuhren „normal" nach Alarm- und Ausrückeordnung die Einsatzstellen an. Bei bisherigen polizeilichen Lagen in Deutschland bezogen sich die ersten eingehenden Alarmstichworte oft auf Verkehrsunfälle. Es ist deshalb von enormer Bedeutung, dass das Team des ersteintreffenden Fahrzeugs die Lage objektiv, mit breitem Blick sondiert. Bei den ersten Anzeichen für eine polizeiliche Lage sollte umgehend eine Rückmeldung erfolgen und ggf. vorerst der Rückzug angetreten werden. Hierbei gilt Eigenschutz vor allem anderen!

Je eher die Lageänderung bekannt ist, umso schneller kann im Hintergrund die weitere Alarmierung erfolgen und die Polizei ihre benötigten Kräfte sammeln. Rettungsmittel und benötigte Feuerwehren werden dezentrale Bereitstellungsräume einnehmen. Diese sind in einem größeren Abstand zum Tatort positioniert. Das Team des ersteintreffenden Rettungsmittels sollte möglichst Kontakt zur Polizei aufnehmen, um die gewonnenen Erkenntnisse mitzuteilen, Kommunikationsmöglichkeiten festzulegen und möglichst eine Raumordnung zu besprechen. Hierbei legt die Polizei im Rahmen der aktuellen Ermittlungsergebnisse den roten (unsicher), gelben (teilsicher) und grünen (sicher) Bereich fest. Rettungs- und Sanitätsdienste sollten sich möglichst nur im grünen Bereich aufhalten. Hier kann auch eine Patientenablage installiert werden. Am Übergang von gelb zu grün muss ein Patientenübergabepunkt definiert werden. Es gilt: Rettungsmittel dürfen nur so lange wie nötig im Nahbereich agieren. Patienten sollen nach kurzer Erstversorgung zügig aus dem Bereich abtransportiert werden. Die Reihenfolge ergibt sich aus den Sichtungskategorien (SK),

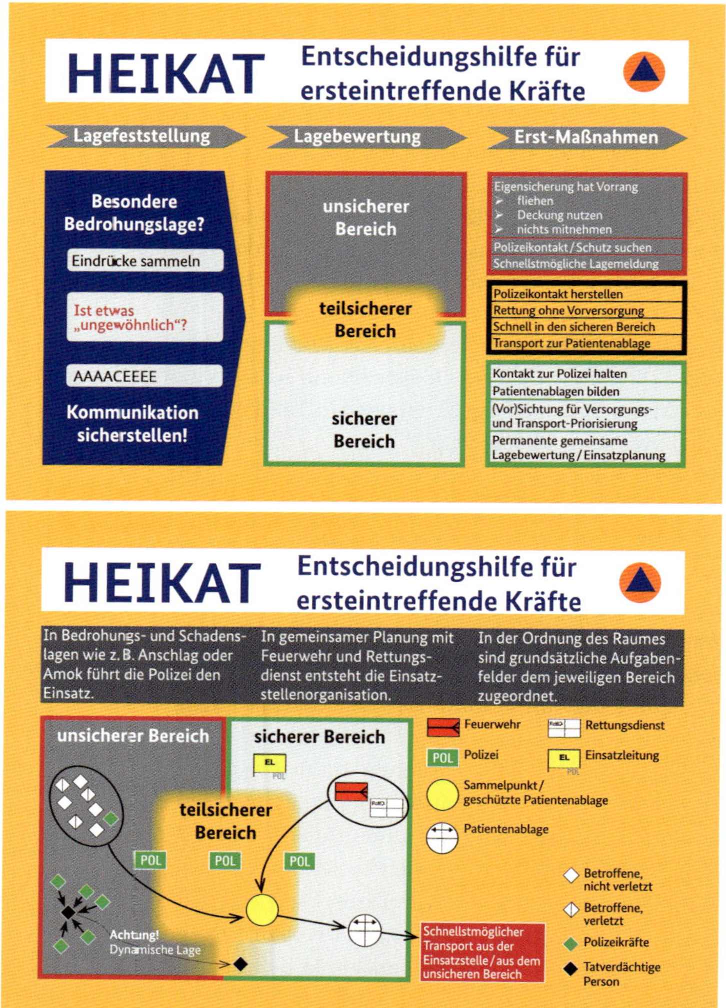

ABB. 7 ▶ Handlungsempfehlungen zur Eigensicherung für Einsatzkräfte der Katastrophenschutz- und Hilfsorganisationen bei einem Einsatz nach einem Anschlag (HEIKAT)

zuerst SK I (rot), folgend SK II (gelb) und SK III (grün). Jedoch könnten auch einsatztaktische Gründe zum Abtransport in einer anderen Reihenfolge vorliegen (Kap 7.6).

Polizeiliche Lagen bringen ein hohes öffentliches Interesse mit sich, was sich mit der medialen Anwesenheit bestätigt. Bei polizeilichen Lagen, aber auch bei allen anderen Einsätzen gilt eine strikte Nachrichtensperre nach außen. Dies betrifft alle Einsatzkräfte. Informationen sind grundsätzlich nur über die zuständige Pressestelle zu beziehen. Diese arbeitet eng mit allen Verantwortlichen zusammen. Die Informationslage wird mit den Beteiligten abgestimmt und im Nachgang ausgegeben. Vor Ort ist grundsätzlich an den dort befindlichen Pressesprecher zu verweisen.

4 Rückmeldung an die Leitstelle

Rückmeldungen an die Leitstelle werden bei einem MANV leider immer noch nicht konsequent durchgeführt. Dies liegt zum einen am zu geringen Stellenwert bei den täglichen rettungsdienstlichen Einsätzen, zum anderen wird es schlichtweg vergessen. Deshalb sollten Rettungskräfte bei Fortbildungen und Übungen sensibilisiert werden, dass dies eine wichtige und zentrale Aufgabe beim MANV ist. Die ersten Rettungsmittel vor Ort stellen die Augen für die in den Einsatz involvierten Einsatzsachbearbeiter der Leitstelle dar. Initial sollte die Besatzung des ersteintreffenden Fahrzeugs beim Eintreffen eine „Lage auf Sicht“ abgeben, auch als Windshield-Report (Sicht durch die Windschutzscheibe) bezeichnet. Dabei ist es bei der *ersten Lagemeldung* nur wichtig, einen Ersteindruck wiederzugeben und die Einsatzstelle zu beschreiben. Weiter ist immer zügig zu beurteilen, ob sich die Lage dynamisch oder statisch darstellt, ob es sich eventuell um eine polizeiliche Lage handelt und wie viele exponierte Personen gezählt wurden. Aufgrund dieses Ersteindrucks kann die gewählte MANV-Stufe überdacht, der gewählte Kräfteansatz annähernd abgeglichen werden und bereits ein grober Vergleich mit den Meldungen der Notrufe erfolgen.

In einer *zweiten Lagemeldung*, die nach genauerer Erkundung erfolgen muss, werden die Patientenanzahl (Größenordnung) nach (Vor-)Sichtungskategorie, eine eventuelle Lageänderung, Anfahrtswege für nachrückende Einsatzkräfte und die Örtlichkeit für einen primären Bereitstellungsraum genannt. Aufgrund dieser Meldung wird die Leitstelle dann ggf. das Einsatzstichwort anpassen und ggf. weitere Kräfte alarmieren. Das Team des ersteintreffenden Rettungsmittels sollte spätestens jetzt abfragen, wer bereits alarmiert ist, um die weitere Planung vorzunehmen. Etwaig *mitalarmierten Rettungshubschraubern* (RTH) können Vorschläge für mögliche *Landeplätze* mitgeteilt werden, schlussendlich entscheidet aber der Pilot des Hubschraubers über die endgültige Örtlichkeit.

In einer weiteren Lagemeldung sollte

- die genaue *Einsatzstelle* nochmals benannt,
- das *Ereignis* kurz beschrieben,
- eine etwaige *Patientenanzahl nach SK* mitgeteilt und – spätestens jetzt –
- *Anfahrtswege für nachrückende Kräfte* und
- ein primärer *Bereitstellungsraum* definiert werden.

Weiter gilt, dass bei allen Lageänderungen und nach wichtigen Entscheidungen, die für den Einsatzverlauf von Bedeutung sind, eine *erneute Lagemeldung* erfolgen sollte. Hierbei ist es wichtig, dass auch die Leitstelle über Entwicklungen vor Ort auf dem Laufenden gehalten wird und die Inhalte der einzelnen Meldungen mit Zeitstempel im Einsatzbericht protokolliert werden.

Nachrückende RTW/KTW werden durch das ersteintreffende Team in die Lage *eingewiesen* und mit Aufgaben betraut. Hierzu zählen

- die Vorsichtung,
- Einleitung notwendiger lebensrettender Sofortmaßnahmen und
- die Kennzeichnung der Patienten/Betroffenen mittels Verletztenanhängekarte (VAK)/Patientenanhängetasche (PAT) und die Zuordnung zu einer Sichtungskategorie (SK I–III)
- die Übernahme der Leitung einer Patientenablage.

Engmaschige Rückmeldungen an die Leitstelle, vor allem in der Anfangsphase, sollten zwingend gegeben werden. Der Besatzung des ersteintreffenden Rettungsmittels kommt einzig die Aufgabe der kommissarischen Führung zu. Dies muss zwingend fokussiert und eine genaue Vorsichtung und Erstversorgung der Patienten unterlassen werden.

5 Vorsichtung / Sichtung

In der DIN 13050 („Begriffe im Rettungswesen") ist die Sichtung wie folgt definiert: „Die Sichtung ist die ärztliche Beurteilung und Entscheidung über die Priorität der medizinischen Versorgung von Patienten hinsichtlich Art und Umfang der Behandlung sowie über Zeitpunkt, Art und Ziel des Transportes." Die Sichtung ist also eine ärztliche Aufgabe, eine Triage durch nicht-ärztliches Rettungsdienstpersonal wird als Vorsichtung bezeichnet.

Im MANV sieht sich der Rettungsdienst einer großen Zahl Betroffener gegenüber. Ziel ist es, jedem die bestmögliche Versorgung zukommen zu lassen. Dabei sind zunächst die Patienten zu behandeln, die sich in akuter Lebensgefahr befinden. Um diese zu identifizieren, muss durch das ersteintreffende Rettungsteam eine *Vorsichtung/Sichtung* durchgeführt oder veranlasst werden. Ziel der Vorsichtung ist es, die Patienten ausfindig zu machen, die einer umgehenden Behandlung bedürfen, um sie von jenen zu unterscheiden, die erst nach dem Eintreffen weiterer Helfer behandelt werden können. Sollte die Vorsichtung, der erste Kontakt zwischen Rettungsdienst und Patient, durch einen Arzt durchgeführt worden sein, so zählt der Patient noch nicht als „ärztlich gesichtet".

Bei Unglücken sind häufig zahlreiche unverletzte Personen vor Ort, die dennoch einer in der Regel nicht-medizinischen Betreuung bedürfen. Die Sichtungs-Konsensus-Konferenz (SKK) hat den Begriff „Exponierte Person" erarbeitet. Hiermit sind die Personen gemeint, auf die direkt oder indirekt ein Ereignis eingewirkt hat und die hierdurch beeinträchtigt sein können (Abb. 8).

Exponierte Person

Eine Person, auf die ein Ereignis direkt (unmittelbar) oder indirekt (mittelbar) wirkt und die hierdurch beeinträchtigt sein kann.

Patient

Der Patient ist eine Person, deren Zustand den Einsatz ausreichend geschulten Personals für medizinische Versorgung und/oder einen geeigneten Transport erfordert. (Definition nach DIN 13050)

Betroffener

Ein Betroffener ist eine Person, auf die ein Ereignis direkt (unmittelbar) oder indirekt (mittelbar) wirkt, die hierdurch beeinträchtigt sein kann und nicht Patient ist. (BBK, Sichtungs-Konsensus-Konferenz 2019)

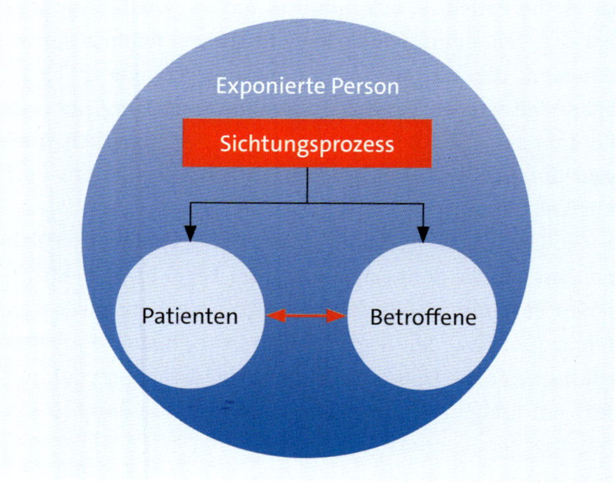

Abb. 8 ► Begriffe „Exponierte Person“, „Patient“ und „Betroffener“

An dieser Stelle muss differenziert werden, ob es sich um Patienten oder Betroffene handelt. Anhand eines Busunglücks auf der A 28 im Landkreis Leer soll diese Unterscheidung verdeutlicht werden:

Unfall zwischen Reisebus und Absicherungs-Lkw der Autobahnmeisterei

In eine Kollision zwischen einem Reisebus mit Schulkindern und einem mit Streusalz beladenen Lkw wurden nach ersten Schätzungen ca. 50 Personen verwickelt. Die Kinematik ließ den Schluss zu, dass alle Businsassen potenziell verletzt sein könnten.

Sind es wirklich 50 Patienten?

Bei der weiteren Erkundung stellte sich heraus, dass der Bus nicht voll besetzt war. Ersthelfer hatten damit begonnen, die Kinder aus dem Bus zu retten. Aufgrund der niedrigen Temperaturen wurden die Geretteten in am Stauanfang stehende Pkw verbracht. Nach den Befragungen der Lehrer und des Busfahrers ergab sich eine Anzahl von 30 Businsassen.

Fazit

Von den 30 Personen wurden sechs mit luft- und bodengebundenen Rettungsmitteln transportiert. Für alle anwesenden Personen ein Rettungsmittel anzufordern, wäre hier unverhältnismäßig. Dennoch ist es unter Umständen notwendig, die Betroffenen zu betreuen, damit sie das Erlebte verarbeiten können. Dies ist in diesem Fall auch geschehen. Ein angeforderter Bus diente als Sammelfahrzeug und verbrachte die Betroffenen zu einer Unterkunft, in der Rettungsdienst und Notfallseelsorger die weitere Betreuung übernahmen.

Durch dieses Beispiel sollen Einsätze und Kräfteansätze keineswegs verharmlost und als überdimensioniert betrachtet werden. Es soll eher nochmals darauf aufmerksam machen, dass sich der Ersteindruck nicht zwingend mit den Erkundungs- und Sichtungsergebnissen deckt. Bei unklaren Lagen gilt immer der Grundsatz „lieber etwas mehr Kräfte, als der Lage hinterher zu laufen".

In der Frühphase eines MANV ist es unbedingt erforderlich, eine verlässliche Exponiertenzahl zu ermitteln, um ggf. das Alarmstichwort frühzeitig anzupassen. Auch wenn in der Anfangsphase zu wenig Rettungskräfte an der Einsatzstelle sind, muss das Team des ersteintreffenden Rettungsmittels diese wenigen Minuten aufbringen und die offensichtlich exponierten Personen zählen. Bei diesem Vorgang geht es nicht um eine Ermittlung genauer Betroffenenzahlen. Vielmehr geht es darum, die Dimension des MANV zu erfassen. Bei unübersichtlichen Lagen kann es eine Hilfe sein, die ermittelte Zahl zu verdoppeln. Erfahrungen, u.a. durch den Terroranschlag auf den Berliner Weihnachtsmarkt (2016), haben gezeigt, dass durch eine Verdoppelung der Verletzten-/Betroffenenanzahl bereits in der Anfangsphase am Ende genügend Rettungsmittel für die Betroffenen zur Verfügung gestanden haben. Des Weiteren sind viele Einsatzlagen dynamisch, sodass hier zwingend von vornherein weitere Ressourcen bedacht werden müssen.

Die 7. Sichtungs-Konsensus-Konferenz (11.–13. Oktober 2017 in Bad Neuenahr-Ahrweiler) hat den Sichtungsprozess (Abb. 9) neu beschrieben bzw. erarbeitet:

Die *Ersteinschätzung* dient dazu, möglichst schnell einen Überblick über die Zahl der Betroffenen zu erhalten. Es wird also nur gezählt und nicht behandelt.

Die *Vorsichtung* dient der Kategorisierung (SK I–SK III) der Betroffenen und der Durchführung von lebensrettenden Sofortmaßnahmen. Der Patient soll während der

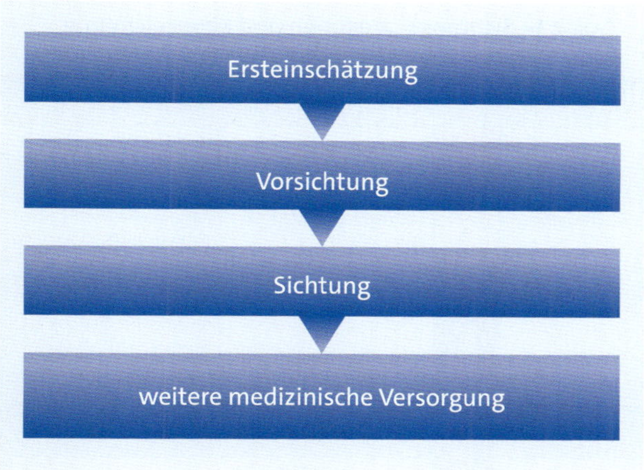

Abb. 9 ▶ Die einzelnen Schritte des Sichtungsprozesses

Vorsichtung keinen umfangreichen Bodycheck erhalten. Tabelle 2 zeigt, in welche Sichtungskategorien Betroffene eingeteilt werden.

Zur Kennzeichnung der unverletzt Betroffenen wurde in der Sichtungs-Konsensus-Konferenz das schwarze „B" auf der Rückseite der weißen Karte definiert. Die frühere Kenntlichmachung von unverletzt Betroffenen durch ein schwarzes „B" auf der Rückseite der grünen Karte führte immer wieder zu Missverständnissen, da „Grün" für einen Leichtverletzten steht. Bei der Verwendung eines Kartensystems, wie z.B. in Nordrhein-Westfalen, kann die weiße Karte bereits auf der Rückseite mit einem schwarzen „B" vorbereitet werden. Hierfür kann ein schwarzer Klebebuchstabe verwendet werden oder sie wird mit einem Stift beschriftet.

Ferner wurde in der 7. Sichtungs-Konsensus-Konferenz eine Empfehlung zur Ergänzung der Kennzeichnung der SK-I-Patienten mit Transportpriorität vorgenommen. Die Erfahrungen aus den letzten Jahren haben gezeigt, dass es SK-I-

TAB. 2 ▶ Sichtungskategorien und Kennzeichnung von Patienten (nach Dietl, Dinkelbach, Schüller 2015)

Kategorie		Beschreibung	Beschreibung
SK I (Rot)		vital bedroht	Sofortbehandlung
SK II (Gelb)		schwerverletzt/ erkrankt	dringliche Behandlung
SK III (Grün)		leichtverletzt/ erkrankt	nicht-dringliche Behandlung
SK IV (Blau)		ohne Überlebens-chance	palliative Versorgung
Kennzeichnung			
EX (Schwarz)		verstorben	Totenablage
schwarzes B auf der Rückseite der weißen Karte	B	unverletzt Betroffener	
schwarzes TP auf der Rückseite der roten Karte	TP	Transportpriorität	• innere Blutungen (Abdomen, Becken) • Polytrauma mit Schädel-Hirn-Trauma • Polytrauma und Schwanger
schwarzes K auf entsprechender Farbkarte	K	Patient kontaminiert	

Patienten gibt, die aufgrund der Schwere ihrer inneren Verletzungen nur dann eine Überlebenschance haben, wenn sie schnell in ein Krankenhaus mit chirurgischer Versorgung verbracht werden. Dies betrifft die präklinisch unkontrollierbaren Blutungen in große Körperhöhlen (u.a. Abdomen).

Um diese Patienten kenntlich zu machen, wird auf der Rückseite der roten Karte ein schwarzes „TP" (Transportpriorität) hinterlegt. Das „T" allein zur Kennzeichnung reicht nicht aus, da es eine hohe Verwechslungsgefahr birgt, denn in der polizeilichen Gefahrenabwehr steht das „T" für „Täter". Auch die roten Karten können, wie oben beschrieben, mit entsprechenden Klebebuchstaben vorbereitet werden.

Der kontaminierte Patient wird mit einem schwarzen „K" auf der entsprechenden Farbkarte gekennzeichnet. Eine Vorbereitung der Karten ist hier nicht möglich. Bei einer Kontamination muss die entsprechende Karte mit einem schwarzen, wasserfesten Stift beschriftet werden. Während der Vorsichtung sollten die Farbkarten sichtbar und möglichst längs gefaltet in die jeweilige Patientenanhängetasche gesteckt werden. Dies kennzeichnet den Patienten als vorgesichtet.

Tab. 3 ▶ Kennzeichnung von Kontamination

Kategorie	Einordnung	Konsequenz	Bemerkungen
K	kontaminiert	erhöhte Schutzmaßnahmen erforderlich bzw. Dekontamination	auf entsprechende Farbkarte zu schreiben

Die *Sichtung* wird durch einen Arzt durchgeführt. Er bestätigt das getroffene Vorsichtungsergebnis oder korrigiert dieses entsprechend. Kenntlich gemacht wird die ärztliche Sichtung mit der jeweiligen farbigen Sichtungskarte, die nun so entfaltet und eingesteckt wird, dass man die Karte durch das Deckblatt der Patientenanhängetasche erkennen kann. Sie wird also komplett eingesteckt. Somit ist für jeden erkennbar, dass dieser Patient durch einen Arzt gesichtet wurde.

Der Arzt bestätigt oder korrigiert mit seiner Einschätzung das Vorsichtungsergebnis mit dem Ziel, schnellstmöglich die rot gekennzeichneten Patienten zu identifizieren.

Im letzten Teil des Sichtungsprozesses geht es um die *weitere Versorgung* der Verletzten. Je nach Anzahl der an der Einsatzstelle befindlichen Rettungskräfte werden zunächst die rot gekennzeichneten Patienten und danach die gelb markierten behandelt. Und abschließend – nicht zu vergessen – werden die grün gekennzeichneten Patienten versorgt. An dieser Stelle ist hervorzuheben, dass auch Ersthelfer eine große Entlastung für den Rettungsdienst sein können. Sie können sich z. B. um die Leichtverletzten und um die Betreuung von unverletzt Betroffenen kümmern (Kap. 5.4).

5.1 PRIOR® – Primäres Ranking zur Initialen Orientierung im Rettungsdienst

MANV-Lagen zeichnen nicht das tägliche Bild des rettungsdienstlichen Alltags. Umso wichtiger ist es, den Einsatzkräften Handlungsempfehlungen und standardisierte Abläufe zu vermitteln. Dies muss durch das regelmäßige Beüben der festgelegten Konzepte, aber auch durch Algorithmen manifestiert werden. Taschenkarten sowie Handlungsempfehlungen in Form von Checklisten sind dabei nützliche Utensilien.

Ein Algorithmus zur Vereinfachung und Vereinheitlichung der Vorsichtung/Sichtung ist das Primäre Ranking zur Initialen Orientierung im Rettungsdienst – PRIOR®. Dieser Algorithmus soll den Sichtern vor Ort eine Hilfestel-

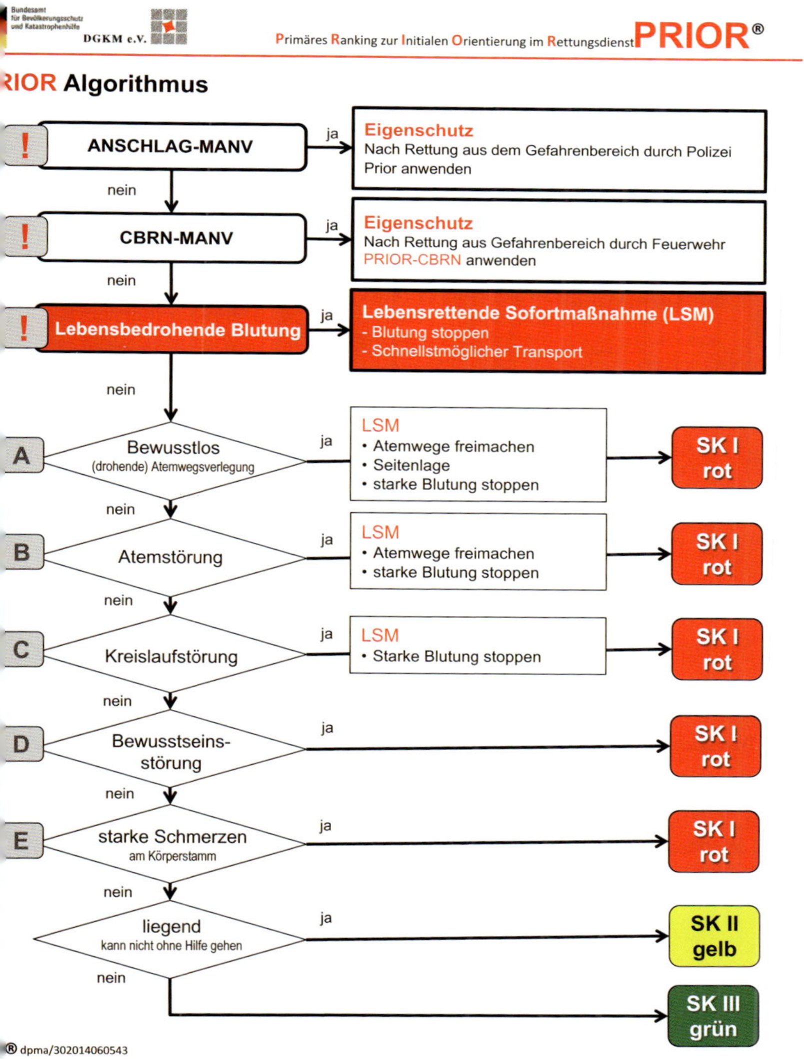

B. 10 ▶ Prior®-Algorithmus

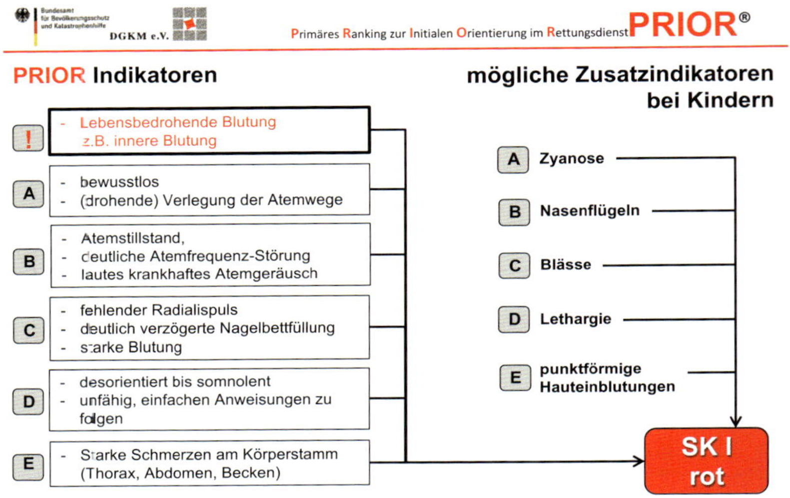

Abb. 11 ▶ Prior®-Indikatoren und Zusatzindikatoren

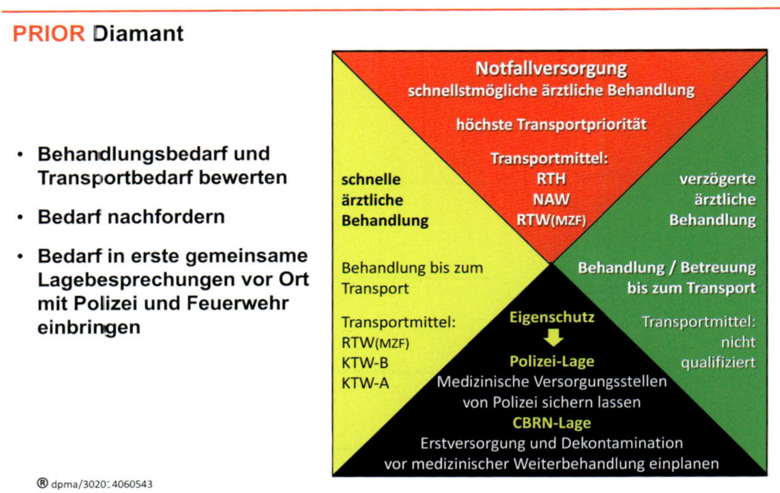

Abb. 12 ▶ Prior®-Diamant

lung zur schnellen Entscheidungsfindung sein. Durch die Nutzung des mittlerweile im Rettungsdienst verbreiteten <x>ABCDE-Schemas/<c>ABCDE-Schemas sind die Einsatzkräfte mit Grundabläufen des PRIOR®-Algorithmus vertraut. Zusätzliche Indikatoren, z. B. zu Kindern (Abb. 11), geben dem Nutzer Sicherheit in der Entscheidungsfindung. Ein farbiger PRIOR®-Diamant dient als Hilfe zur Bedarfsanalyse (Abb. 12). Ziel von PRIOR® ist es, alle in der Lage Betroffenen schnellstmöglich zu begutachten und in Sichtungskategorien einzuteilen. Hierbei sollen Schwerstverletzte oder -erkrankte, SK-I-Patienten (rot), herausgefiltert und versorgt werden. Weiter ist anzustreben, unter diesen Patienten jene mit Transportpriorität (TP) zu eruieren und zügig aus der Lage heraus in eine geeignete Klinik zu transportieren. Durch diese Erstpriorisierung wird den Kräften schnellstmöglich ein überschaubares medizinisches Lagebild gezeichnet. Auf dieser Erkenntnis bauen weitere Entscheidungen der Einsatzleitung und Kräfteansätze auf.

Durch das Bundesamt für Bevölkerungsschutz und Katastrophenhilfe (BBK) und die Deutsche Gesellschaft für Katastrophenmedizin e. V. wird PRIOR® immer wieder gemeinschaftlich auf neue Erkenntnisse abgestimmt. So wurde der Algorithmus bereits um Hinweise zu Anschlägen, CBRN-Lagen und lebensbedrohenden Blutungen ergänzt.

5.2 <x>ABCDE / <c>ABCDE

Um in der Notfallmedizin eine prioritätenorientierte und standardisierte Versorgung von Patienten zu gewährleisten, wurde das sogenannte <x>ABCDE-Schema bzw. <c>ABCDE im Rettungsdienst eingeführt, worauf sich der PRIOR®-Vorsichtungsalgorithmus stützt. Das Schema wird nicht nur in der Präklinik angewandt, sondern durch die Vorgaben von

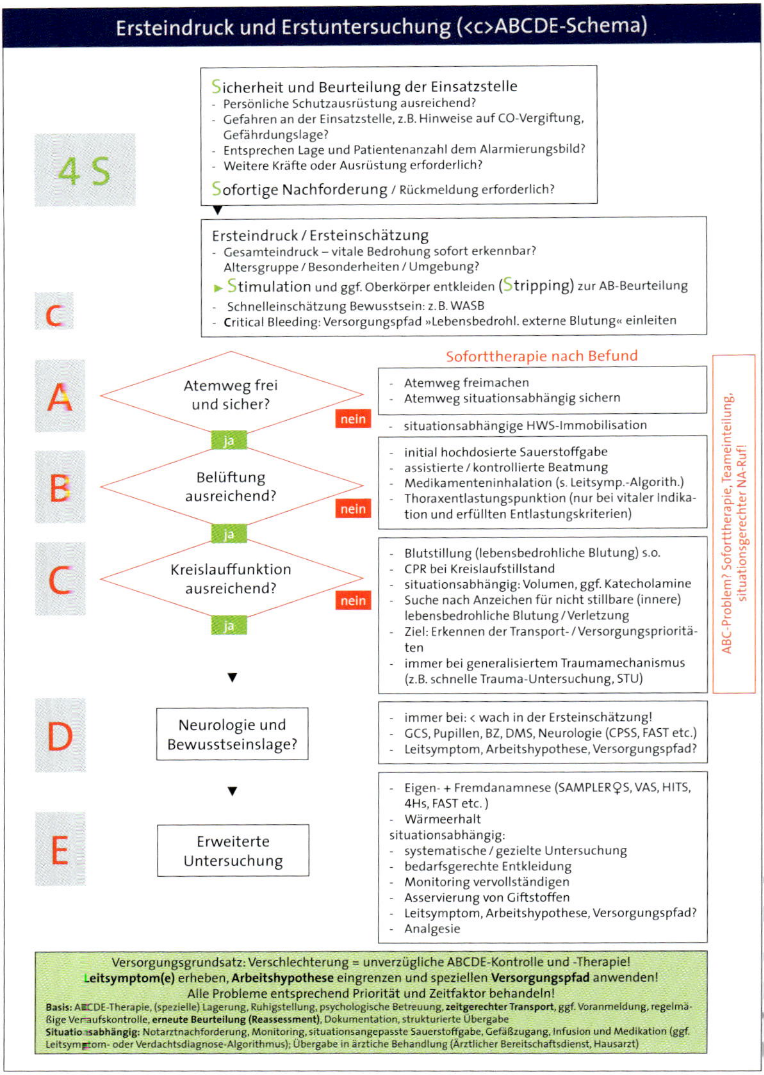

Abb. 13 ▶ Algorithmus zum <x>ABCDE-Schema/<c>ABCDE

Richtlinien für die standardisierte Versorgung von Notfallpatienten auch in der Klinik. Bei diesem Schema wird die Untersuchung des Patienten anhand einer alphabetischen Reihenfolge abgearbeitet, die es gewährleistet, dass eine vitale Bedrohung schnellstmöglich erkannt wird. Hierdurch ergibt sich nicht nur eine Festlegung des Untersuchungsablaufs, sondern auch eine Prioritätensetzung in der Versorgung von Notfallpatienten.

„Behandle zuerst, was zuerst schadet (tötet)!"

Wird also bei der Untersuchungsreihenfolge ein gesundheitliches Problem festgestellt, das dem Notfallpatienten massiv schadet, wird dieses zuerst behoben, bevor die weitere Untersuchung fortgesetzt wird. Die Übergabe an den Notarzt oder an das Klinikpersonal erfolgt ebenfalls nach diesem standardisierten Schema. Hierdurch werden wichtige Informationen zum Notfallpatienten, die festgestellt oder erhoben wurden, nicht vergessen.

x / c – lebensbedrohliche Blutung

Das grundlegende ABCDE-Schema wurde in den letzten Jahren um ein vorangehendes „x" bzw. „c" (Exsanguination/Critical Bleeding) erweitert. Bei dem sogenannten <x>ABCDE-Schema bzw. <c>ABCDE-Schema wird von vornherein auf starke bis lebensbedrohliche Blutungen an den Extremitäten geachtet, die es sofort heißt zu stoppen (z. B. durch Anlegen eines Druckverbandes oder eines Tourniquets). Danach geht man bei der Untersuchung in das eigentliche ABCDE-Schema über.

A – Airway (Atemweg)

Ziel der Untersuchung ist es, einen verlegten oder bedrohten Atemweg zu erkennen. Durch gezielte Maßnahmen wird dieser freigemacht und im Anschluss freigehalten bzw. gesichert. Einfache Maßnahmen wären der Esmarch-Handgriff, das manuelle Entfernen von Fremdkörpern oder das Einlegen eines Wendl-Tubus.

B – Breathing (Belüftung / Beatmung)

Unter „B" wird die Atemfunktion beurteilt. Hierbei wird geprüft, ob sich der Brustkorb atemsynchron und seitengleich hebt bzw. senkt (Ausnahme Trauma: hier kann der Thorax sich auch atypisch bewegen und trotzdem muss kein Herz-Kreislauf-Stillstand vorliegen!). Sollte dies nicht der Fall sein, wird umgehend mit der Herz-Lungen-Wiederbelebung begonnen, wenn es die Anzahl an unkritischen Patienten zulässt bzw. es nur einen kritischen Patienten gibt.

C – Circulation (Kreislauf)

Sind die Atemwege und die Atemfunktion kontrolliert und gesichert, erfolgt die Kontrolle des Kreislaufs. Überprüft wird z.B. mithilfe des Rekap-Tests (Rekapillarisierung) oder durch die Pulskontrolle am Handgelenk. Ziel der Behandlung ist es, eine ausreichende Herztätigkeit und somit Blutzirkulation zu schaffen bzw. zu sichern, wenn es die Anzahl an unkritischen Patienten zulässt bzw. es nur einen kritischen Patienten gibt.

D – Disability (Bewusstsein und neurologisches Defizit)

Unter „D" sollen Defizite des Bewusstseins und der Neurologie erkannt werden. Hierbei wird zunächst die Bewusstseinslage beurteilt (bewusstseinsklar, -eingeschränkt oder bewusstlos). Sollte der Notfallpatient bewusstlos sein und die Atemfunktion ist ausreichend, wird er in die stabile Seitenlage gebracht.

E – Exposure / Environment (erweiterte Untersuchung / Umgebung)

Alles, was nicht direkt dem ABCD zuzuordnen ist, erfolgt unter „E“. Hierunter fallen u.a. weitere Untersuchungen der Extremitäten, das soweit notwendige Entkleiden des Notfallpatienten sowie die Wärmeerhaltung.

> *Bei allen Maßnahmen, die bei der Versorgung eingeleitet werden, gilt immer: „Vom Einfachen zum Komplexen“.*

5.3 Lebensrettende Sofortmaßnahmen beim MANV

Wegen des Missverhältnisses zwischen der Anzahl der exponierten Personen oder Verletzten/Erkrankten und des vorhandenen Rettungsdienstpersonals bei einem MANV ist es kontraindiziert, den einzelnen Patienten im Rahmen der Individualmedizin zu behandeln, sondern als Teil der Vorsichtung werden lebensrettende Sofortmaßnahmen durchgeführt. Damit soll die Überlebenschance der Betroffenen mit verlegten Atemwegen und stärksten Blutungen mit einfachen Mitteln erhöht werden.

Eine der häufigsten Todesursachen beim Trauma sind die lebensbedrohlichen Extremitätenblutungen. Diese müssen so schnell wie möglich versorgt werden. Empfohlen wird hier das im Rettungsdienst immer häufiger verwendete Tourniquet. Im Unterschied zum Individualeinsatz soll das Tourniquet so proximal wie möglich angelegt werden. Im Vergleich dazu: Im Individualeinsatz wird das Tourniquet 5–10 cm proximal der Blutung und oberhalb von Gelenken angelegt. Selbstverständlich kann die Blutung auch mit geeignetem Verbandmittel (Druckverband) gestillt werden (vgl. Hossfeld et al. 2016).

Ebenso zeitkritisch wie Patienten mit lebensbedrohlichen Blutungen sind Patienten mit einem verlegten Atemweg. Bei der Suche nach diesen Patienten kommt erschwerend hinzu, dass sie nicht auf sich aufmerksam machen. Der bei Bewusstsein befindliche Patient wird laut schreien und um Hilfe rufen; der Bewusstlose kann dies nicht mehr. Insbesondere hier wird eine erhöhte Aufmerksamkeit der Vorsichtenden gefordert. Der verlegte Atemweg ist ein lebensbedrohlicher Patientenzustand. Umso einfacher ist die lebensrettende Sofortmaßnahme: Mit Wendl-Tubus und der stabilen Seitenlage kann der verlegte Atemweg geöffnet werden.

Das Ministerium für Gesundheit, Emanzipation, Pflege und Alter des Landes Nordrhein-Westfalen (MGEPA) hat am 28. April 2017 die Handlungsempfehlung des Landesverbandes der Ärztlichen Leiter Rettungsdienst in NRW für besondere rettungsdienstliche Einsatzlagen mit gewalttätigem oder terroristischem Hintergrund veröffentlicht. Dieser ist unter anderem zu entnehmen, dass Wendl-Tuben und mindesten vier Tourniquets pro Rettungsmittel vorgehalten werden sollen.

5.4 Einbindung von Ersthelfern

Notfallereignisse bleiben in der Regel nicht unbemerkt. Bereits vor dem Eintreffen des Rettungsdienstes werden erste (lebensrettende) Maßnahmen durch Ersthelfer ergriffen. Auch sind es die Ersthelfer, die durch das Absetzen des Notrufes die Rettungskette erst in Gang setzen. Durch eine gezielte Abfrage während des Notrufes können Leitstellendisponenten bereits ein erstes Bild vom Ereignisort erhalten. Durch neue technische Voraussetzungen der Smartphones haben die Leitstellen darüber hinaus die Möglichkeit, sich auf die Kamera des Anrufers zu schalten, sodass sie die Kamerafunktion nutzen können. Sie erhalten so direkte Livebilder der Einsatzstelle und können den Ersthelfern gezielte Anweisungen geben. Diese Nutzung der Smartphones ist jedoch nur durch Zustimmung des Anrufers möglich.

In Deutschland findet bereits in der Schule bzw. in der Vorbereitung auf den Führerschein eine Erste-Hilfe-Ausbildung statt. Betriebe (ab einer gewissen anwesenden Mitarbeiteranzahl) sind in Deutschland verpflichtet, eine bestimmte Anzahl von betrieblichen Ersthelfern auszubilden, die alle zwei Jahre eine Auffrischung absolvieren müssen. Eine Erste-Hilfe-Ausbildung bzw. eine Erste-Hilfe-Fortbildung dauert neun Unterrichtseinheiten (1 Unterrichtseinheit = 45 Minuten). Die Teilnehmer lernen u.a., lebensbedrohliche Situationen zu erkennen und entsprechende lebensrettende Maßnahmen einzuleiten. Hierzu zählen u.a. die Kontrolle des Bewusstseins bzw. der Atmung, die Handgriffe zur Helmabnahme, das Verbringen einer bewusstlosen Person in die Seitenlage, die Durchführung der Herz-Lungen-Wiederbelebung, aber auch das Stillen lebensbedrohlicher Blutungen. Dadurch sind grundlegende Voraussetzungen gegeben, dass bei einem MANV die Ersthelfer in die Versorgung von Verletzten eingebunden werden können. Sie können in der Anfangsphase Verletzte in die Seitenlage verbringen, die Atmung regelmäßig kontrollieren oder aber grün gekennzeichnete Patienten betreuen, bis ausreichend Einsatzkräfte vor Ort sind. Anschlagsereignisse, wie in Paris (2015) oder in Berlin (2016), haben gezeigt, dass, ohne die Mithilfe der Ersthelfer weitere Opfer zu beklagen gewesen wären. Ersthelfer stellen also ein wichtiges Bindeglied zwischen Verletzten und Rettungsdienst dar. Bei der Einbindung von Ersthelfern ist auch immer an deren Nachsorge und Betreuung im Nachgang zu denken.

5.5 Kennzeichnung der Patienten

Wichtig bei einer MANV-Lage ist die schnelle und einfache Kennzeichnung der Betroffenen entsprechend ihrer Behandlungspriorität. Da diese Verfahren länderspezifisch geregelt werden, nutzen verschiedene Bundesländer andere Arten der Kenntlichmachung.

Im Saarland verwendet man z.B. *Armbänder* (Abb. 14). Diese werden, wenn möglich, am rechten Handgelenk angebracht. Die Erfassung der Patienten erfolgt durch eine Strichliste. Detaillierte Daten werden zu einem späteren Zeitpunkt ermittelt. Selbstverständlich werden im Rahmen der Vorsichtung die lebensrettenden Maßnahmen durchgeführt.

In Nordrhein-Westfalen wird flächendeckend die einheitliche Patientenanhängekarte/-tasche (PAT) eingesetzt (Abb. 15). Sie besteht aus den folgenden Komponenten: Die

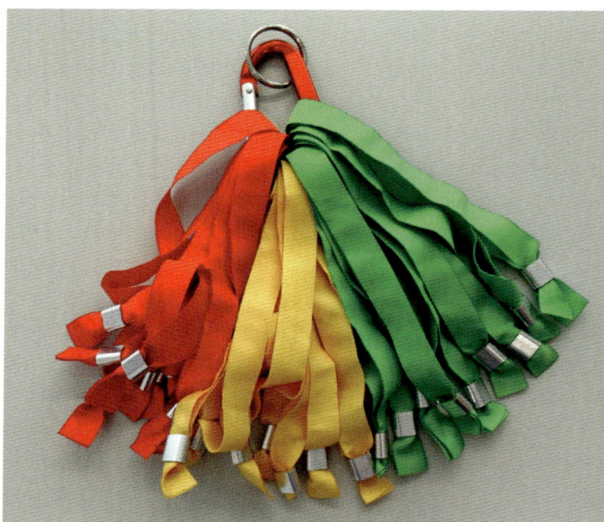

Abb. 14 ▶ Armbänder zur Kennzeichnung der Patienten

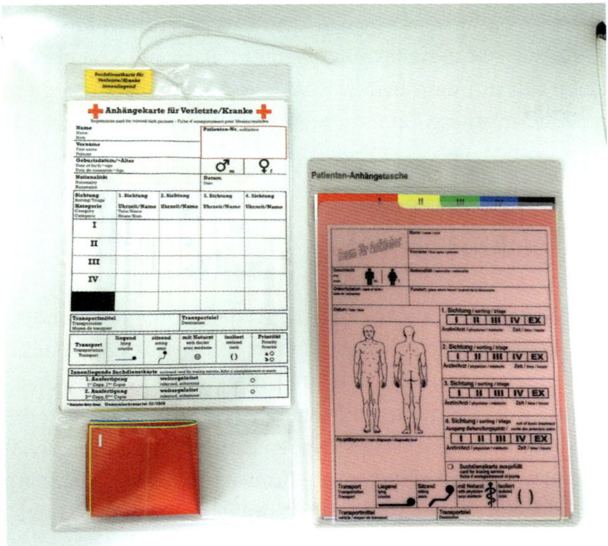

Abb. 15 ▶ VAK / PAT zur Kennzeichnung der Patienten

Einstecktasche ist so gestaltet, dass wesentliche Informationen zum Patienten sofort zu erkennen sind. Mit einem geeigneten Stift (u.a. Kugelschreiber) kann direkt auf die Tasche geschrieben werden. Jede Tasche ist mit einer Buchstaben-Nummern-Kombination und dem dazugehörigen Barcode versehen. Der/die Buchstabe/n steht/en für die Gebietskörperschaft. Die Zahl ist fortlaufend, z.B. für Köln: K-4711. Diese Kombination ist einmalig und dient der individuellen Kennzeichnung des Patienten. In der Tasche befindet sich ein Bogen mit 20 Etiketten derselben Buchstaben-Nummern-Kombination. Mit diesen Etiketten können z.B. dem Patienten weitere Protokolle zugeordnet werden. Mit der vormontierten Kordel kann die PAT den Patienten um den Hals gehängt werden. Durch die verschiedenfarbigen Karten kennzeichnet man den Patienten mit der entsprechenden Sichtungskategorie. Die Tasche enthält ein DIVI-Protokoll mit bereits aufgeklebtem Barcode – aber Vorsicht: nur auf dem ersten Blatt! Die Suchdienstkarte dient zur Übermittlung der Patientendaten an die entsprechende Auskunftsstelle.

5.6 Sichtungstasche

Bei der Bewältigung einer MANV-Lage kommt es besonders auf die eingeleiteten Maßnahmen des Teams des ersteintreffenden Rettungsmittels an. Um dem Team eine gewisse Arbeitserleichterung zu ermöglichen, empfiehlt sich die Vorhaltung von Sichtungstaschen. Diese gibt es mittlerweile in den verschiedensten Ausführungen. Wichtig ist, dass der benötigte Inhalt gut verstaut und platzsparend unterzubringen ist. Bestückt werden sollten sie mit

- Material zur Kenntlichmachung der Beteiligten/Verletzten, z. B. mit Anhängekarten, -taschen oder Armbändern,
- einem Schreibblock,
- einem Klemmbrett,
- mehreren Kugelschreibern und wasserfesten Filzstiften,
- dem aktuell vor Ort eingesetzten Sichtungsalgorithmus in zweifacher, laminierter Ausführung,
- wenn vorhanden, Checklisten für das ersteintreffende Fahrzeug und
- weitere MANV-Dokumente (Kap. 8).

Weiterhin sollten sich in der Tasche *Guedel- und/oder Wendl-Tuben* in allen gängigen Größen befinden. Durch das nasale Eindrehen und Vorschieben des Wendl-Tubus oder das Eindrehen des Guedel-Tubus in den Mund-Rachen-

Raum und anschließender stabiler Seitenlage ist eine etwaige Atemwegsverlegung schnell zu unterbinden.

Durch die proximale Anlage von *Tourniquets* sind starke/ spritzende Blutungen schnell zu stoppen. Dabei ist auf das Abdrehen bis zum Stillstand der Blutung zu achten und die Uhrzeit des Anlegens zu vermerken. *Trauma-Kits* (Terror-Kits) erweitern die Ausstattung der Sichtungstasche nochmals um weitere Tourniquets, Notfalldruckverbände (Israeli-Bandage) zum Anlegen auch an schwierigen Körperstellen wie etwa dem Hals, etwaige Entlastungsnadeln bei Spannungspneumothorax, Chest Seal bei offenen Thoraxverletzungen und Hämostyptika zum Stoppen starker Blutungen.

Rettungsdecken, die den Zweck erfüllen, das Auskühlen der Patienten mit Volumenverlust zu minimieren, sollten auch Bestandteil einer Sichtungstasche sein.

Möglichkeiten der eigenen *Kennzeichnung* als ersteintreffendes Rettungsteam, meistens Westen, gehören ebenfalls dazu.

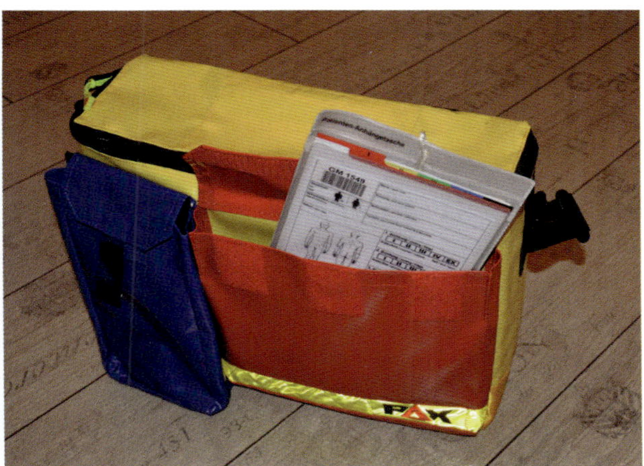

Abb. 16 ▶ Beispiel für eine Sichtungstasche

Weiter wird empfohlen, die *Taschenkarten* des Bundesamt für Bevölkerungsschutz und Katastrophenhilfe *„Gefährliche Stoffe/Güter"* und *„HEIKAT"* mitzuführen.

Das Team des ersteintreffenden Rettungsmittels bei einer MANV-Lage benötigt außerdem *Handfunkgeräte*. In Bezug auf die Kommunikationsausstattung der Fahrzeuge gibt es regionale Unterschiede. Sollten KTW ohne Handfunkgeräte ausgestattet sein, so ist eine kontinuierliche Sicherstellung der Erreichbarkeit nicht gewährleistet. Eine Kommunikationsmöglichkeit via Mobiltelefon wäre in diesem Fall zu prüfen, stellt allerdings keine hundertprozentige Sicherheit dar. Bei RTW und MZF sollten Handfunkgeräte vorgehalten werden. Ist nur ein Gerät pro Fahrzeug verlastet, muss eine etwaige Teamtrennung während der Erkundung und der kommissarischen Führung der Lage genauestens überdacht werden.

Mit Kommunikationsausstattung, Sichtungstasche und möglichen Trauma-Kits (Terror-Kits) haben die Einsatzkräfte für die erste Lageerkundung und ggf. Vorsichtung alles dabei und können sich auf ihre Aufgaben vollends konzentrieren. Lebensrettende Sofortmaßnahmen können durchgeführt, Patienten mittels Verletztenanhängekarte (VAK) oder Patientenanhängetasche erfasst und die Dokumentation eingeleitet werden.

5.7 Dokumentation

Die Dokumentation hat im Individualeinsatz einen sehr hohen und absolut berechtigten Stellenwert. Bei einer MANV-Lage gibt es ein großes Defizit: der Faktor Zeit. Bei einem Missverhältnis von Betroffenen und Rettungsdienstpersonal muss in der Anfangsphase auf die Dokumentation verzichtet werden. Dies fällt dem Rettungsdienstler zugegebenermaßen recht schwer, ist aber unabdingbar. Selbstverständlich muss auch in einer MANV-Lage dokumentiert werden, nur eben zu einem späteren Zeitpunkt. Spätestens muss die Dokumentation im Bereich der Transportorganisation erfolgen.

Grundsätzlich gibt es zwei Möglichkeiten, diese Dokumentation durchzuführen:

- *Variante 1:* Wir führen eine komplette Dokumentation durch (Name, Vorname, Geburtsdatum, Transportmittel ...). Der Vorteil darin liegt in der guten Auskunftsfähigkeit der Dokumentation. Der Nachteil liegt im hohen Zeitbedarf.
- *Variante 2:* Wir beschränken die Dokumentation auf das wirklich Nötigste. Das ist die Nummer der PAT/VAK und das Zielkrankenhaus.

Bei Variante 2 der Dokumentation ist man zwar erst deutlich später detailliert auskunftsfähig, jedoch ist man wesentlich schneller und der Patient kann in deutlich kürzerer Zeit abtransportiert werden.

6 Übergabe an übergeordnete Führungskraft

Wenn dem ersteintreffenden Rettungsmittel eine übergeordnete Führungskraft folgt, dann übergibt die Besatzung des ersteintreffenden Rettungsmittels die Leitung an die jeweilige Führungskraft. So zum Beispiel der erste RTW an das eintreffende NEF, dieses dann an den eintreffenden OrgL/LNA.

Um Führungskräfte bei einem MANV besser zu erkennen, tragen sie in der Regel eine farbige Kennzeichnung, etwa durch Koller oder Westen. Einen bundeseinheitlichen Standard hierfür gibt es allerdings nicht. Um während der Übergabe nicht schon mit Anfragen und Informationen überlagert zu werden, sollte die übernehmende Führung die jeweilige Kennzeichnung erst nach erfolgter Übergabe tragen. Ansonsten wäre sie bereits Ansprechpartner, obwohl noch keine Lageeinweisung erfolgt ist. Dies könnte dazu führen, dass eine adäquate Lageeinweisung in der Anfangsphase bereits beendet werden muss und auch weiterhin ausbleibt. Wichtige Informationen können verloren gehen und ein Gesamtüberblick bleibt aus.

Bei der Lage- bzw. Führungsübergabe sind die bereits durchgeführten organisatorischen Maßnahmen zu benennen (z.B. eingerichtete Patientenablagen, benannter Bereitstellungsraum usw.) und Informationen weiterzugeben, wie ggf. ein Rufgruppenwechsel, in der Lage befindliche Kräfte usw. Des Weiteren sollten die ersten (Vor-)Sichtungsergebnisse mitgeteilt und schriftliche Aufzeichnungen übergeben werden. Das übergebende Team lässt sich durch die neue Führung weitere Aufgaben zuteilen und legt, wenn vorhanden, die Kennzeichnung des ersteintreffenden Rettungsmittels ab. Der übernehmende Führungsdienst stellt sicher, dass alle Kräfte inklusive der Leitstelle über den Führungswechsel informiert werden, und kennzeichnet sich entsprechend.

6.1 Übergabe an ersteintreffende NEF-Besatzung

Wenn das ersteintreffende Rettungsmittel ein KTW, MZF oder RTW ist, übernimmt das Team die kommissarische Führung. Das Team des ersteintreffenden NEF erhält von der vor Ort befindlichen kommissarischen Führung eine ausführliche *Übergabe* – bestehend aus

- Lagebild,
- Erkundungsergebnissen,
- Anzahl der Patientenablagen sowie Patienten (möglichst nach Sichtungskategorien),
- Kräftestärke in Soll/Ist und
- bislang eingeleiteten Maßnahmen.

Nachdem die Übergabe beendet ist, legt die NEF-Besatzung ihre Kennzeichnung an und das übergebende Team ihre entsprechend ab. NEF-Fahrer und Notarzt stimmen Schwerpunkte der medizinischen Versorgung ab und legen eine *Aufgabenteilung* fest. Diese sollte bereits im MANV-Konzept vordefiniert sein. In der Regel übernimmt der Notarzt die Sichtung der Patienten und agiert als Ansprechpartner für dringend benötigte ärztliche Entscheidungen. Er besetzt vorläufig die LNA-Funktion. Der NEF-Fahrer übernimmt die Position des kommissarischen OrgL. Alle organisatorischen Aufgaben fallen somit in seinen Zuständigkeitsbereich. Hier ist eine immer wiederkehrende engmaschige Abstimmung zwischen beiden unerlässlich. Der Leitstelle und allen vor Ort befindlichen Einsatzkräften wird der Führungs- und somit Ansprechpartnerwechsel bekannt gegeben. Sollte ein

Rettungssanitäter als NEF-Fahrer eingesetzt sein, so kommt auf ihn ebenfalls die Aufgabe der Führung zu. Gerade hier muss zwingend Wert auf die entsprechende Aus- und Fortbildung gelegt werden. Vor allem zu Einsatzbeginn gilt es, die Chaosphase (auch Findungsphase genannt) so kurz wie möglich zu halten. Dies erreicht man vor allem durch die Besetzung der Patientenablagen mit Einsatzkräften plus Material und einem festen Ansprechpartner im Bereitstellungsraum. Im Anschluss gilt es, Einsatzpersonal/Material im „Gießkannenprinzip" auf die Patientenablagen zu verteilen. Demnach werden anfänglich allen Patientenablagen gleich viele Kräfte zur Verfügung gestellt, völlig unabhängig von ihrem tatsächlichen Bedarf. Ziel ist es, schnellstmöglich die Erstversorgung in allen Patientenablagen sicherzustellen. Beispielsweise benötigt man für die Erstversorgung von 10 Patienten (2 × SK I, 3 × SK II, 5 × SK III) 1 NEF, 2 RTW und 1 KTW/RTW (Kap. 7.3).

6.2 Übergabe an den LNA / OrgL

Wird die vorläufige Leitung des Einsatzabschnitts Medizinische Rettung vom ersteintreffenden Rettungsmittel oder vom NEF-Fahrer durch den LNA/OrgL übernommen, ist eine Übergabe unerlässlich. Bei der Übergabe ist eine etwas vom Einsatzort abgelegene Örtlichkeit zu nutzen, z. B. ELW 1 oder Besprechungsraum ELW 2. Funkgeräte sind leise auszuschalten. Zu Beginn ist ein aktuelles Lagebild aufzuzeigen. Wenn bereits möglich, könnte dies durch den Führer ELW erfolgen. Die bereits eingeleiteten organisatorischen Maßnahmen müssen verständlich und übersichtlich dargestellt sein. Vorteilhaft ist es, eine Lagekarte oder eine normale Kartenübersicht zu nutzen. Hierzu zählen:

- die vorhandenen Patientenablagen mit Patientenanzahl nach Sichtungskategorien,
- deren Benennung und, wenn bereits vorhanden, Leitungen,
- die Örtlichkeit des Bereitstellungsraumes und des Landeplatzes der RTH,
- ggf. eine bereits eingerichtete Ladezone,
- Kräftestärke in der Lage und außerhalb,
- getätigte Nachforderungen,
- die Sicherstellung der Erstversorgung,
- namentlich der Ansprechpartner der Feuerwehr (i. d. R. der Einsatzleiter oder Führungsfahrzeug),
- genutzte Rufgruppen und
- Funkorganigramm.

Weiter müssen alle Aufzeichnungen und ausgefüllten Formulare übergeben werden. Die Übergabe sollte kurz und prägnant erfolgen. Lange Ausführungen und Erklärungen erweisen sich nicht als zielführend. Am Ende muss Zeit für Fragen der Übernehmenden vorhanden sein. Nachdem Rückfragen geklärt sind, übernehmen LNA und OrgL die Lage, stellen ihre Kennzeichnung sicher und lassen die Übernahme allen Beteiligten inklusive der Leitstelle mitteilen. Des Weiteren wird ein „Auge-in-Auge-Gespräch" mit dem Einsatzleiter Feuerwehr geführt. Das übergebende Team legt die Kennzeichnung ab und lässt sich durch die neue Führung weitere Aufgaben zuteilen. Hier empfiehlt es sich, das Team im Leitungsbereich als Leiter Erstversorgung, falls noch nicht geschehen, als Leiter Patientenablage oder Führungsassistent ELW einzusetzen, da beide tief in die Gesamtlage involviert sind und dementsprechend agieren können.

Aufgaben der Besatzung des ersteintreffenden Rettungsmittels nach der Übergabe können die zusätzliche Lage-

Tab. 4 ▶ Übersicht Patientenablagen

Bezeichnung Patienten-ablage	Leiter Patienten-ablage	Funkruf-gruppe	Patienten nach Sichtungskategorie					Patienten gesamt	Erstversor-gung sicher-gestellt
			SK I	SK II	SK III	SK IV	Ex		
Baum	xy	xy	...	...	...	...	...	...	...
...	...	...	...	...	...	...	...	...	...
...	...	...	...	...	...	...	...	...	...
...	...	...	...	...	...	...	...	...	...

Tab. 5 ▶ Übersicht Bereitstellungsraum

Bezeichnung Bereitstellungs-raum	Leiter Bereit-stellungsraum	Anzahl Fahrzeuge im Bereitstellungsraum					Fahrzeuge gesamt
		NEF	RTH	RTW	KTW	GW -San	
Wiese	xy	4	2	8	10	6	30
...	...	...	...	...	...	...	...
...	...	...	...	...	...	...	...
...	...	...	...	...	...	...	...

erkundung (bei unübersichtlichen Einsatzstellen), weitere Sichtung von spontan gebildeten oder eingerichteten Patientenablagen, Besetzung dieser, Aufnahme der Erstversorgung und ggf. die Einrichtung einer Ladezone mit Transportorganisation sein (abhängig vom Zeitfenster).

7 Struktur des Einsatzabschnitts Medizinische Rettung

Für den Einsatzabschnitt (EA) Medizinische Rettung muss eine Führungsstruktur abgebildet werden. Hier kommt die DV 100 „Führung und Leitung im Einsatz“ zum Tragen. Für Personal der Rettungsdienste ist es manchmal schwierig, sich an vorgegebene Führungsstrukturen zu halten und diese zu akzeptieren, denn bislang kannte man Einsatzstrukturen mit Vorgesetzten eher nicht oder nur unzureichend: Im normalen Tagesgeschäft arbeitet man im Team, ist für den einzelnen Patienten eigenverantwortlich, kann ihm die gesamte Aufmerksamkeit widmen und ist in der Regel „sein eigener Boss“. Die MANV-Lage verwirft diese Arbeitsweise komplett. Hier gilt es, von der Individual- zur Katastrophenmedizin umzuschwenken und als Team des ersteintreffenden Fahrzeugs zu erkunden und zu führen. Die Patientenversorgung ist vorerst außen vor. Zur Erfüllung aller Führungsaufgaben ist die Anwendung eines Führungssystems unabdingbar (Kap. 2). Die Führung des Abschnitts Medizinische Rettung strukturiert diesen Einsatzabschnitt und nutzt dafür Unterabschnitte, z.B. Führer Erstversorgung mit Unterunterabschnitten Patientenablagen. Grundsätzlich gilt die *2-5er-Regel,* das heißt, einem Führer können zwei bis maximal fünf Einheitsführer unterstellt werden. Bei Erreichen der maximalen Anzahl von Unterstellungen, muss zwingend eine weitere Führungseinheit übergeordnet werden. Sollte eine Führungsebene bis zum Ende ausgereizt sein (flache Hierarchie), kann es sehr schnell, vor allem für unerfahrene Führungskräfte, unübersichtlich werden. Es empfiehlt sich, schon ab drei, spätestens vier Unterstellungen, die Einrichtung einer weiteren Führungsebene in Erwägung zu ziehen und somit die Gliederungsbreite übersichtlich zu halten (Abb. 17).

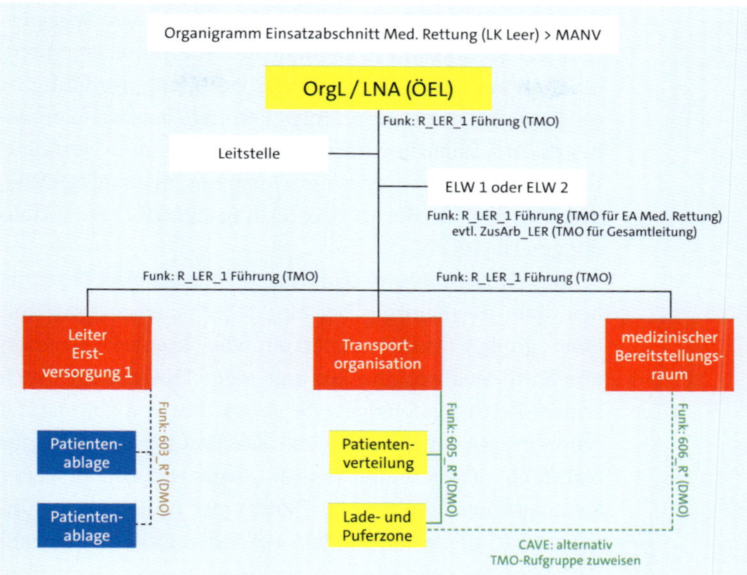

Abb. 17 ▶ Organigramm Einsatzabschnitt Medizinische Rettung

7.1 Qualifikation des Rettungsdienstpersonals und der Führungsebene

Einsatzkräfte, die in einer MANV-Lage eine Führungsfunktion übernehmen, sollten eine entsprechende Qualifikation haben. Optimalerweise verfügt jedes Rettungsmittel (KTW, RTW und NEF) über einen Notfallsanitäter oder Rettungssanitäter mit der Zusatzqualifikation zum „Gruppenführer Rettungsdienst“. Durch diese Qualifikation würde sich bei einem MANV, aber auch bei kleineren Einsatzlagen unterhalb der Schwelle des MANV, eine klare Struktur des Rettungsdienstes etablieren. Eine andere Möglichkeit wäre die Schulung von Funktionen, wie z.B. „Leiter Erstversorgung“, „Leiter Patientenablage“ oder „Leiter Bereitstellungsraum“.

Da es sich hierbei direkt um eine Fortbildung von Spezialisten handelt, wäre diese allein nicht zielführend. Eine Kombination aus Gruppenführer- und Funktionsausbildung ist als Optimum anzusehen. Einige Rettungsdienstschulen haben diese zusätzlichen Abschnitte bereits in ihren Notfallsanitäterausbildungen integriert. Auch das regelmäßige Wiederholen der Inhalte in den rettungsdienstlichen Fortbildungen ist sinnvoll.

Im Rettungsdienstgesetz NRW (§ 7 Absatz 4) ist beschrieben, dass die Führung bei einem „Schadensereignis mit einer großen Anzahl Verletzter oder Kranker“ (Einsatzabschnitt Medizinische Rettung) dem LNA obliegt. Auch andere Rettungsdienstgesetze geben dies vor. Unterstützt wird ein LNA durch einen OrgL. Das Deutsche Institut für Normung definiert den Begriff „Organisatorischer Leiter Rettungsdienst“ in der DIN 13050 (vom April 2015): „Führungskraft, die am Notfallort bei einer größeren Anzahl Verletzter, Erkrankter sowie auch bei anderen Geschädigten oder Betroffenen oder bei außergewöhnlichen Ereignissen alle organisatorischen Maßnahmen in Abstimmung mit dem Leitenden Notarzt zu leiten hat, über eine entsprechende Qualifikation verfügt und von der zuständigen öffentlichen Stelle berufen wird.“

LNA und OrgL sollten über die Qualifikation „Verbandsführer“ verfügen. Eine Gruppenführer- oder Zugführerausbildung bzw. die 40-stündige Schulung zum LNA ist bei der eventuellen Größe des rettungsdienstlichen Einsatzes allein nicht zielführend. In Deutschland ist die Ausbildung des OrgL durch die Bundesländer geregelt; es gibt jedoch leider keine bundeseinheitliche Aus- oder Weiterbildung bzw. kein einheitliches Curriculum für die Qualifikation zum OrgL. Einige Schulen bieten Lehrgänge von einigen Tagen an, andere bauen auf die Ausbildung zum Gruppen- bzw. Zugführer auf. Daher sind die Qualifizierungen im Gegensatz zur bundeseinheitlichen Ausbildung zum LNA (Qualifizierung nach Vorgaben der Bundesärztekammer) zeitlich und thematisch sehr unterschiedlich.

7.2 Unterabschnitt Erstversorgung

Der Unterabschnitt (UA) Erstversorgung ist in der Initialphase einer MANV-Lage der Dreh- und Angelpunkt. Hier werden Patientenablagen gebildet, die (Vor-)Sichtung mit lebensrettenden Sofortmaßnahmen durchgeführt und Patienten für den Transport vorbereitet. Die hier eingesetzte Führungskraft muss in der Lage sein, das erforderliche Personal entsprechend der vorhandenen Patientenzahlen und Verletzungsschweren einzusetzen. Dabei darf sie nicht in die Rolle des Behandelnden fallen, sondern muss sich voll und ganz auf ihre Führungsarbeit konzentrieren.

Aufgaben des Leiters Erstversorgung: Der Leiter Erstversorgung (LEV) spielt eine wesentliche Rolle beim Gelingen des MANV-Einsatzes aus Sicht der Führung. Als LEV wird üblicherweise eine Einsatzkraft von einem der ersten Rettungsmittel eingesetzt. Meistens ist dies der Fahrer des ersten NEF, nachdem er die kommissarische Leitung als OrgL an eine Führungskraft abgegeben hat. Man kann also sagen, dass der LEV die Führungsgrundsteine im EA Medizinische Rettung legt. (Die ABBILDUNG 2 zeigt die Führungsebene und die unterstellten Einheiten.) Es ist erforderlich, dass der LEV eine Grundausbildung im Bereich der Führung absolviert hat. Dies könnte z. B. die Weiterbildung zum Gruppenführer Rettungsdienst sein.

Eine Aufgabe des LEV liegt darin, möglichst schnell eine umfangreiche Lageeinweisung durch die Besatzung des ersteintreffenden Rettungsmittels zu erhalten, damit er den Einsatzabschnitt bzw. den Untereinsatzabschnitt erfolgreich führen kann. Durch eine kurze Absprache mit dem Team des ersteingetroffenen Rettungsmittels und dem Einsatzleiter der Feuerwehr erfährt der LEV die ersten Erkundungserkenntnisse und welche Maßnahmen bereits getroffen wurden, wie Verletzte zu möglichen Patientenablagen gebracht werden oder ob Verletzte noch eingeklemmt, verschüttet oder anderweitig gerettet werden müssen. Sind alle erforderlichen Daten gesammelt, sorgt er nun weiter für die Ordnung des Raumes.

Sofern noch nicht geschehen, bildet der LEV nun Patientenablagen, benennt sie und stellt die Führung dort sicher. Neben der Ordnung des Raumes muss er dafür sorgen, dass sein Kontakt zu den unterschiedlichen Ebenen (Kap. 2) sichergestellt ist. Die Kommunikation auf gleicher Ebene oder nach oben (OrgL/ELW) wird über eine Führungsrufgruppe im TMO und die Ebenen nach unten (Leiter Patientenablage[n]) per Rufgruppen im DMO über Handfunkgeräte sichergestellt. Parallel muss der Leiter Erstversorgung die nachrückenden Rettungsdienstkräfte gezielt in den Patientenablagen einsetzen.

Anhand seiner Führungshilfsmittel (Kladde mit Führungsvordrucken, Checklisten usw.) kann er nach dem Eintreffen der Einsatzabschnittsleitung Medizinische Rettung eine Übergabe machen. Der LEV fordert bis zur Sicherstellung der Erstversorgung eigenständig Personal und Material aus dem medizinischen Bereitstellungsraum ab.

Er muss jederzeit in der Lage sein, über den Zustand in seinen Patientenablagen zu berichten. Der LEV muss auch Probleme erkennen, z.B. einen Personal- oder Materialengpass. Etappenziel ist die Sicherstellung der Erstversorgung. Für jeden Patienten der SK I (Rot) sollten 0,5 Notarzt und 1 Notfallsanitäter zur Verfügung stehen (Brüne et al. 2014). In der Erweiterung des Schlüssels könnte man beispielsweise für einen SK II (Gelb) kategorisierten Patienten 0,25

Notarzt, 1 Notfallsanitäter und 0,5 Rettungssanitäter, für in SK III (Grün) eingeteilte Patienten 0,1 Notarzt sowie 0,25 Rettungssanitäter oder Rettungshelfer vorsehen. Sobald die Erstversorgung in allen Patientenablagen sichergestellt ist, wird der LNA zeitnah den Transport freigeben. Ab diesem Zeitpunkt übernimmt die Transportorganisation die Zuteilung der Rettungsmittel und der LEV darf weder Personal noch Material eigenständig aus dem medizinischen Bereitstellungsraum abfordern. Ebenso darf er jetzt kein Personal innerhalb seiner Patientenablagen verschieben.

7.3 Unterunterabschnitt Patientenablage

Nach DIN 13050 ist eine Patientenablage eine „Stelle an der Grenze des Gefahrenbereiches, an der Verletzte oder Erkrankte gesammelt und, soweit möglich, erstversorgt werden und an der sie zum Transport an einen Behandlungsplatz oder weiterführende medizinische Versorgungseinrichtungen übergeben werden“. In der Regel bilden sich Patientenablagen (PA) noch vor dem Eintreffen des Rettungsdienstes. Solche Patientenablagen werden als „spontan gebildete Patientenablagen“ bezeichnet; Verletzte liegen „kreuz und quer“, um sie herum befinden sich Ersthelfer, die die Verletzten versorgen. Eine klare Struktur ist nicht erkennbar, was den Überblick über die Betroffenen erschwert. Nun kommt es auf das Sichtungsergebnis und somit auf die Schwere der Verletzungen an, ob der Rettungsdienst diese spontan gebildete Patientenablage in eine strukturierte Patientenablage überführen muss oder ob eine Versorgung direkt in bereitgestellten Rettungsmitteln erfolgen kann.

Wenn die Anzahl der Verletzten gering ist und/oder genügend Rettungsmittel für die medizinische Versorgung der Verletzten vor Ort sind, kann auch eine direkte Verle-

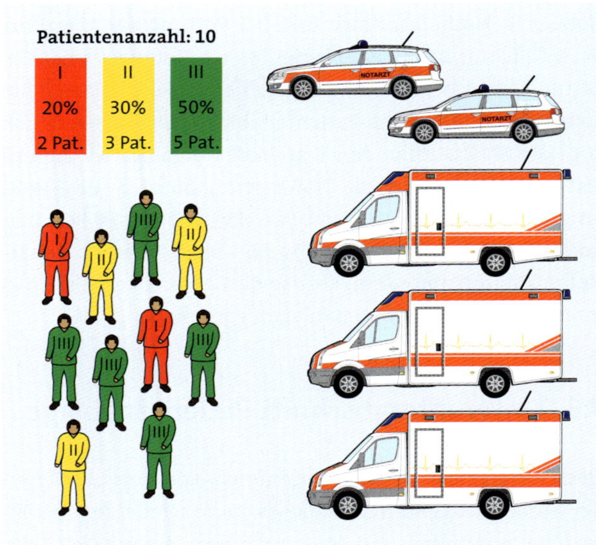

Abb. 18 ▶ Richtwerte für eine Patientenablage in der frühen Einsatzphase: Patientenzahl, Fahrzeug- und Personalansatz

gung in die Rettungsmittel erfolgen. Hierdurch wird wertvolle Zeit eingespart. Sollte jedoch die Einsatzstelle dynamisch sein oder handelt es sich um mehrere Patientenablagen, dann muss der Rettungsdienst die spontan gebildeten Patientenablagen in „strukturiert aufgebaute Patientenablagen" überführen. Unter der Bezeichnung „strukturierte Patientenablage" wird eine Ablage verstanden, wo sich in der Mitte eine Materialachse befindet und links bzw. rechts davon die Verletzten liegen. Damit die Patientenablage für den Rettungsdienst beherrschbar ist, sollte sie nicht mehr als 10 Verletzte (2 rot, 3 gelb, 5 grün) aufweisen. Dabei wird pro (liegendem) Verletzten eine Fläche von 3×2 bis 3×3 m benötigt, also pro Verletztem 6 bis 9 m^2 bzw. bei 10 Verletzten eine Fläche von 60 bis 90 m^2. Um in der Anfangsphase die Erstversorgung in der beschriebenen Patientenablage sicherzustellen, werden als Richtwerte 1 NEF, 2 RTW und 1 KTW/RTW benötigt (Abb. 18).

Das benötigte Material wird aus den Rettungsmitteln entnommen und auf der Straße/dem Feld usw. aufgebaut. Im weiteren Verlauf des Einsatzes kommen Einsatzkräfte des Rettungsdienstes oder des Katastrophenschutzes hinzu, die die Patientenablagen mit Personal und Material (u. a. Gerätewagen Sanität [GW-San]) unterstützen können. Nach Sicherstellung der Erstversorgung erfolgt in der Regel der Abtransport der Verletzten aus den Patientenablagen in geeignete Krankenhäuser. Hierbei ist zu beachten, dass die ersten Rettungsmittel, die die direkte Erstversorgung der Verletzten durchgeführt haben, meistens ihr Fahrzeug völlig leergeräumt haben und deshalb nicht mehr für den Transport bereitstehen. Hinzu kommt, dass die Einsatzstelle aufgewachsen ist und hierdurch ggf. Einsatzfahrzeuge zugeparkt sein können. Jeder Fahrzeugführer muss also darauf achten, dass keine anderen Fahrzeuge zugeparkt oder behindert werden. Optimal wäre es, wenn Einweiser zur Verfügung stehen, aber bei einer dynamischen Einsatzlage ist dies meistens nicht der Fall.

In vielen Rettungsdienstbereichen existieren Dienstanweisungen, in denen ein Abziehen des Zündschlüssels und/oder das Verschließen der Rettungsmittel an der Einsatzstelle vorgeschrieben sind. Bei „normalen" Einsätzen erscheinen diese Anweisungen, auch aufgrund etlicher Vorkommnisse wie Diebstahl von Geräten, sinnvoll. Allerdings stellen MANV-Lagen eine außerordentliche Situation dar, bei denen eine Vielzahl von Einsatzfahrzeugen eingesetzt werden. Daher kann es durchaus dazu kommen, dass ein

Fahrzeug unmittelbar umgesetzt oder dringend benötigtes Material entnommen werden muss. Ein Fehlen des Zündschlüssels oder gar das Verschließen des Fahrzeugs würde sich als fatal darstellen.

Aufgaben des Leiters Patientenablage: Der Leiter der Patientenablage übernimmt diverse Führungsaufgaben. Da am Anfang eines Ereignisses nicht genügend Führungskräfte vor Ort sind, muss diese Aufgabe durch die Besatzung eines Rettungsmittels übernommen werden. Sinnvoll erscheint es, dass entweder der Notfallsanitäter oder Rettungssanitäter des ersten RTW an der Patientenablage diese Aufgabe wahrnimmt. Zu seinen Aufgaben zählen u. a.:

1. Überprüfen, ob die Patientenablage sicher ist oder ob sie sich im Gefahrenbereich befindet. Sollte die sich Patientenablage im Gefahrenbereich befinden, muss diese zwingend an einen sicheren Ort verlegt werden.

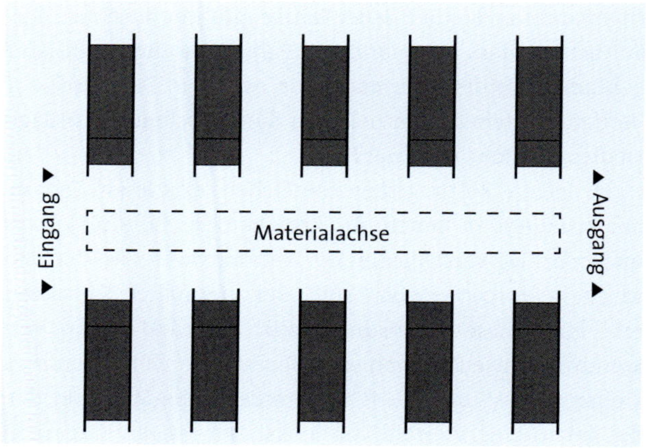

Abb. 19 ▶ Schematische Darstellung einer Patientenablage nach Peter und Weidringer (2001)

2. Kenntlich machen, dass man der Leiter der Patientenablage ist (z.B. Funktionsweste).
3. Schaffen und Festlegen einer Raumordnung innerhalb der Patientenablage
4. (Vor-)Sichtung veranlassen
5. Zusammenarbeit mit dem medizinischen Leiter der Patientenablage
6. Ermitteln und Planen des benötigten Personals bzw. Materials
7. Einweisung und Zuteilung weiterer Rettungskräfte in die Patientenablage
8. Dokumentation
9. Kommunikation und Lagemeldungen an die nächste Führungsebene (i.d.R. alle 15 Minuten), also an den Leiter Erstversorgung. Sollte es nur eine Patientenablage geben, dann könnte diese direkt an den LNA/OrgL erfolgen.
10. Abtransport der Verletzten in Krankenhäuser oder zum Behandlungsplatz planen.

Um diese Aufgaben optimal umsetzen zu können, benötigt es eine entsprechende Checkliste (Kap. 8.4). Des Weiteren benötigt der Leiter der Patientenablage ein Funkgerät, eine Funktionsweste mit der Aufschrift „Leiter Patientenablage“ sowie Dokumentationsmaterial (u.a. Patientenübersicht, Organigramm).

7.4 Unterabschnitt Bereitstellungsraum

Die Dienstvorschrift 100 (DV 100) definiert die taktische Gliederung des Raumes. Neben der klassischen Unterteilung, z.B. in die Einsatzabschnitte Technische Rettung, Brandbekämpfung und Medizinische Rettung, sollte auch ein Einsatzabschnitt Bereitstellungsraum (BR) etabliert werden. Diesen müssen nachrückende Einsatzkräfte mit ihren Einsatzmitteln anfahren und sich dort sammeln. Dadurch wird verhindert, dass die eigentliche Einsatzstelle mit Fahrzeugen blockiert wird und ferner können Einsatzmittel gezielt in den Einsatz gebracht werden. In der DV 100 ist der BR wie folgt definiert: „Der Bereitstellungsraum ist die Sammelbezeichnung für Orte, an denen Einsatzkräfte und Einsatzmittel für den unmittelbaren Einsatz oder vorsorglich gesammelt, gegliedert und bereitgestellt oder in Reserve gehalten werden." In einem Bereitstellungsraum müssen sich die dort vorgehaltenen Mittel geordnet aufstellen. Zum einen können sich Fahrzeuge in der Schrägparkposition aufreihen (Kap. 8.3). Diese Methode wurde lange Zeit bevorzugt genutzt. Allerdings setzt sich, wenn die Platzverhältnisse ausreichen, mehr und mehr eine Gliederung längs zur Fahrtrichtung durch. Dadurch müssen Kräfte beim Abrücken nicht zwingend rückwärts ausparken, sondern können direkt aus ihrer jeweiligen Abstellbox vorrücken.

Bei Einsatzlagen der Feuerwehr wird häufig schon sehr früh im Einsatzverlauf ein Bereitstellungsraum festgelegt, den weitere Löschzüge oder Spezialeinheiten anfahren. Bei besonderen Objekten (z.B. Bahnhöfen, Hochhäusern) sind diese sogar schon im Vorfeld eines Einsatzes definiert, da an der Einsatzstelle oft wenig Platz zur Verfügung steht bzw. Einsatzmittel an bestimmten Stellen zum Einsatz gebracht werden müssen, um einen Einsatzerfolg zu erzielen. Durch die Alarmdepesche oder über die Leitstelle erhalten die Einsatzkräfte Informationen über den vordefinierten Bereitstellungsraum. Im rettungsdienstlichen Alltag spielt ein Bereitstellungsraum eher eine untergeordnete Rolle, da es sich in der Regel um ein/zwei Rettungsmittel (z.B. RTW/NEF) handelt, die im Einsatz gebunden sind. Diese

Fahrzeuge kommen direkt zum Einsatz, sodass eine separate Pufferung nicht notwendig ist. Wird jedoch die Einsatzstelle größer oder es kommt gar zum Massenanfall von Verletzten, ist auch im Einsatzabschnitt Medizinische Rettung ein Bereitstellungsraum notwendig, der sehr früh in der Einsatzphase implementiert werden muss.

Bei Sonderlagen der Polizei bietet es sich jedoch nicht an, Einsatzmittel und -kräfte auf einen Platz zusammenzuziehen, da hier ggf. eine große Gefahr für die Einsatzkräfte besteht, denn die Örtlichkeit könnte ein weiteres Ziel eines Anschlags darstellen (Second Hit) oder im Bewegungsbereich aktiver Täter liegen. Sinnvoll erscheint hier eher die sogenannte *Ringbereitstellung* (dezentral). Dabei handelt es sich um kleine Sammelräume, in denen an Kreuzungen zwei bis drei Einsatzmittel zusammengezogen werden, die dort in sicherer Entfernung zum Schadensgebiet auf ihren Einsatz warten. Vorteil ist die sichere Entfernung zur Einsatzstelle, wodurch die Gefahr der Einsatzkräfte, selbst Opfer zu werden, deutlich sinkt. Hingegen ist der logistische Aufwand seitens der Führungsebene (Leitstelle) deutlich höher, da hier nachgehalten werden muss, wo welche Einsatzmittel/-kräfte zur Verfügung stehen. In ländlichen Gebieten können die Nachbarortschaften als BR genutzt werden, was auch bei Bränden oder anderen größeren Einsätzen zum Tragen kommen kann.

Bei Einsatzlagen mit Gefahrstoffen muss darauf geachtet werden, dass der Bereitstellungsraum nicht in Windrichtung errichtet wird. Dies sollte früh mit dem Einsatzleiter der Feuerwehr abgesprochen werden, damit der Bereitstellungsraum an einer sinnvollen Stelle eingerichtet werden kann.

Generell empfiehlt es sich, bei größeren Schadenslagen die Bereitstellungsräume von Feuerwehr und Rettungsdienst zu trennen, damit spezielle Aufgaben, wie z.B. die Transportorganisation, reibungslos durchgeführt werden.

Aufgaben des Leiters Bereitstellungsraum in der ersten Phase: Ein Bereitstellungsraum kann generell in zwei Arten unterteilt werden, wobei auch Mischformen denkbar sind:

- primär Einsatzkräfte (Einheiten und Mannschaft)
- sekundär Einsatzmittel (Fahrzeuge und Gerätschaften).

Unabhängig davon, für welchen Bereitstellungsraum man sich entscheidet, muss zwingend die Frage nach dessen Führung geklärt sein. Ein Bereitstellungsraum leitet sich nicht von selbst, sondern benötigt wie jeder andere Unterabschnitt eine entsprechende Führung. Um diese Frage zu beantworten, kommt es auf die Größe und die Anzahl von Fahrzeugen, Einheiten, Mannschaften und Einsatzkräften an, die in dem Bereitstellungsraum aufgestellt werden sollen. Bei einer geringen Anzahl von Einsatzmitteln kann ggf. eine RTW-Besatzung diesen ohne Weiteres führen, da der Raum und die Mittel sehr übersichtlich sind. Wächst der Bereitstellungsraum jedoch von der Anzahl der Einsatzmittel, Gerätschaften auf (z.B. Gerätewagen Rettungsdienst [GW-RettD], Abrollbehälter Massenanfall von Verletzten [AB-MANV]), kann die Besatzung die Führung nicht mehr leisten. Hier muss zwingend eine entsprechende Infrastruktur mit Führungs- und Assistenzkräften etabliert werden. Die Dokumentation von ein- bzw. ausfahrenden Einsatzmitteln muss gewährleistet sein, damit eine Meldung der verfügbaren Einsatzmittel an die nächste Führungsebene möglich ist. In der Anfangsphase wird dies der Leiter Erstversorgung sein, der Fahrzeuge aus dem Bereitstellungsraum für die Sicherstellung der Erstversorgung bzw. für die ersten Transporte abfordert. Der Leiter Bereitstellungsraum sollte über zwei tragbare Funkgeräte, eine Taschenlampe mit Farbdarstellung und über entsprechendes Dokumentationsmaterial verfügen. Weiter muss er wissen, wo sich die Patientenablagen und/oder Ladezone befinden, wie sie beannt sind und angefahren werden sollen.

7.5 Unterabschnitt Behandlungsplatz

Die Arbeitsgemeinschaft der Leiter der Berufsfeuerwehren in Nordrhein-Westfalen (AGBF-NRW) hat anlässlich der Fußballweltmeisterschaft 2006 in Deutschland den Mindeststandard eines Behandlungsplatzes (BHP) definiert. Ziel war es, einen Kompensationsraum zwischen der Einsatzstelle und der Klinik zu schaffen, wenn nicht genügend Rettungsmittel für den direkten Abtransport zur Verfügung stehen. So kann die Behandlungsplatz-Bereitschaft 50 NRW z.B. mindestens 50 Patienten innerhalb einer Stunde versorgen. Dabei ist planerisch von einer Verteilung der Sichtungskategorien I/II/III von 40 %/20 %/40 % auszugehen. Einige Bundesländer haben die Standards an ihre Bedürfnisse angepasst und so ist in den verschiedenen Einsatzkonzepten nun der BHP 25, 50, 75 oder 100 beschrieben. In einer Adhoc-Lage muss man beim Einsatz eines Behandlungsplatzes mit einer entsprechenden Vorlaufzeit von etwa drei Stunden rechnen, sodass der Einsatz heute in solchen Lagen eher umstritten ist. Bei vorgeplanten (Groß-)Veranstaltungen, bei denen planerisch mit einer hohen Anzahl von Patienten zu rechnen ist, kann ein solcher BHP bereits im Vorfeld aufgebaut werden. Hier liegt der Vorteil in der zur Verfügung stehenden Zeit für die Planung, man kann entsprechende

Aufbauflächen sowie das benötigte Personal definieren. In der Ad-hoc-Lage fehlt diese Zeit.

7.6 Unterabschnitt Transportorganisation

Elementarer Bestandteil einer MANV-Lage ist die Transportorganisation (TO). Bei großen Einsatzlagen kann die Aufgabe der Transportorganisation nicht durch den Leiter Erstversorgung oder durch den Einsatzabschnittsleiter Medizinische Rettung (OrgL/LNA) wahrgenommen werden, da eine Vielzahl von Maßnahmen notwendig ist, um einen geordneten Abtransport der Patienten zu gewährleisten. Hierzu zählen u.a. die Bereitstellung geeigneter Rettungsmittel in der Ladezone, die Organisation des Ladevorgangs und die Zuordnung des richtigen Zielkrankenhauses für den Patienten.

Für die beteiligten Führungskräfte des Einsatzes markiert die Transportfreigabe des LNA einen wichtigen Punkt. Ab diesem Zeitpunkt verändern sich gravierend die Zuständigkeiten. Die Verantwortlichen der Transportorganisation erhalten die Kompetenz, Rettungsmittel aus dem medizinischen Bereitstellungsraum direkt in die Ladezone zu beordern, um Transporte durchzuführen. Bevor es zum Abtransport kommt, muss die Transportorganisation einen genauen Überblick über die Einsatzstelle haben. Sie muss sich eng mit dem LNA über die Transportreihenfolge absprechen. Sind diese grundsätzlichen Fragen geklärt, entwickelt der Leiter der Transportorganisation mit seinen Kräften nun eine Strategie zum effizienten Abtransport aller Patienten. Die Transportorganisation muss in Abstimmung mit der Führung des EA Medizinische Rettung regelmäßig bei den Leitern der Erstversorgung die aktuellen Patientenzahlen abfragen. So bekommt sie ein Feedback über die noch verbliebenen und bereits kontinuierlich abtransportierten Patienten aus den Patientenablagen.

Spontantransporte können erfolgen, wenn es keine andere Überlebenschance für den Patienten gibt. Als Beispiel sei hier die unkontrollierte Blutung in den Bauch erwähnt. Selbstverständlich kommt es auf die Dimension des MANV-Einsatzes an; dazu zwei Beispiele:

- *Sinnvoller Spontantransport:* Bei einer MANV-10-Lage mit einem rot gekennzeichneten Prioritätspatienten und neun grün gekennzeichneten Patienten ist es sinnvoll, einen RTW aus dem MANV-Einsatz mit dem Transport des Schwerstverletzten unverzüglich zu beauftragen.
- *Nicht sinnvoller Spontantransport:* Bei einer MANV-70-Lage mit 20 rot gekennzeichneten Patienten, einer großen Zahl von Prioritätspatienten und zugleich einer geringen Anzahl von Rettungskräften ist es nicht sinnvoll, eine RTW-Besatzung abzuziehen, um einen der 20 Patienten in ein Krankenhaus zu transportieren. Hier steht die Versorgung der Patienten vor Ort im Vordergrund, um ein bestmögliches Outcome für deutlich mehr rot eingeteilte Patienten zu erzielen als für einen einzigen.

Sollte sich die Führungskraft zu einem Spontantransport entscheiden, so ist es unbedingt erforderlich, das entsprechend der Verletzungen ausgewählte Krankenhaus vorab zu informieren. Ebenso wichtig ist es, die abtransportierten Patienten zu erfassen und bei der Übergabe an den LNA zu erwähnen.

8 Checklisten

8.1 Ersteintreffender KTW / MZF / RTW

	Wichtige Maßnahmen
	Rückmeldung auf Sicht und Einsatzstelle der Leitstelle bestätigen
	Gefahren der Einsatzstelle beachten (AAAACEEEE + ABEV)
	Sicherstellung der Kommunikation gemäß aktuellem Funkkonzept
	ggf. Kennzeichnungsweste anlegen („Ersteintreffendes Rettungsmittel“)
	ggf. beim Einsatzleiter (EL) Feuerwehr melden, wenn diese bereits vor Ort ist
	gute Zufahrts- und Abfahrtsmöglichkeiten beachten
	Überblick über die rettungsdienstliche Lage verschaffen (Erkundung), exponierte Personen zählen
	qualifizierte Rückmeldung an die Leitstelle geben
	initial Leitung der Erstversorgung übernehmen
	Vorsichtung beginnen, inkl. lebensrettender Sofortmaßnahmen
	neu ankommende Fahrzeuge registrieren und einweisen
	abfahrende Fahrzeuge registrieren
	Anfahrtspunkte für Patientenablage oder Rettungsmittelhalteplatz festlegen
	regelmäßige Lagemeldung an die nächste Führungsebene
	Übergabe an nachrückende Einsatzkräfte (1. NEF oder LNA/OrgL)

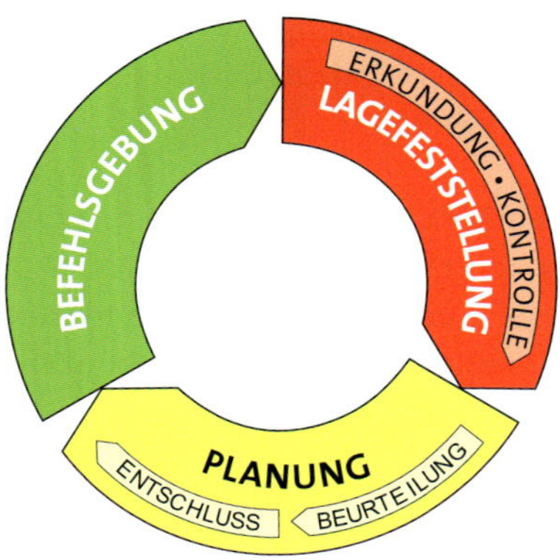

8.2 Ersteintreffendes NEF / Leiter Erstversorgung

Wichtige Maßnahmen	
	Gefahren der Einsatzstelle beachten (AAAACEEEE + ABEV)
	Sicherstellung der Kommunikation gemäß aktuellem Funkkonzept
	Kennzeichnungsweste anlegen („Ersteintreffendes NEF“)
	Überblick über die rettungsdienstliche Lage verschaffen (Erkundung), Übergabe 1. Rettungsmittel
	ggf. beim Einsatzleiter (EL) Feuerwehr melden, wenn diese bereits vor Ort ist
	Rückmeldung an die Leitstelle geben, dass die Führung übernommen wurde
	Sichtung (NA) durchführen und Prioritäten der Versorgung festlegen
	ggf. Benennung der Patientenablagen, inkl. der Führung (falls noch nicht geschehen)
	ggf. Abtransport der Transportprioritäten über Leitstelle abklären, organisieren
	Anzahl der Patienten erneut prüfen
	neu ankommende Fahrzeuge registrieren und einweisen
	abfahrende Fahrzeuge registrieren
	regelmäßige Lagemeldung an die nächste Führungsebene
	Übergabe LNA/OrgL

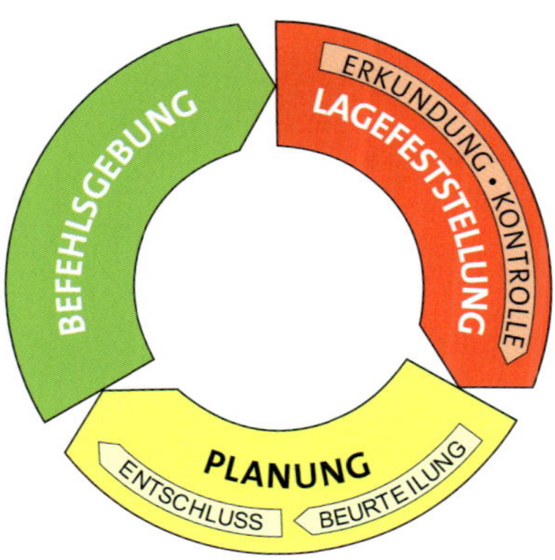

8.3 Bereitstellungsraum

Wichtige Maßnahmen	
	Gefahren der Einsatzstelle beachten (AAAACEEEE + ABEV)
	Kennzeichnungsweste anlegen („Leiter Bereitstellungsraum“)
	Sicherstellung der Kommunikation gemäß aktuellem Funkkonzept
	Bereitstellungsraum außerhalb des Gefahrenbereichs einrichten
	Bereitstellungsraum kennzeichnen und ggf. absperren
	gute Zufahrts- und Abfahrtsmöglichkeiten beachten
	Übersicht über vorhandene Fahrzeuge herstellen
	Einsatzbereitschaft bei „Leiter Erstversorgung“ oder ELW Rettungsdienst melden
	neu ankommende Fahrzeuge registrieren und einweisen
	abfahrende Fahrzeuge registrieren
	Anfahrtspunkte für Patientenablage oder Rettungsmittelhalteplatz abstimmen
	regelmäßige Lagemeldung an die nächste Führungsebene
	Namen und Anfahrten zu Patientenablagen erfassen

Parkpositionen und räumliche Struktur Bereitstellungsraum

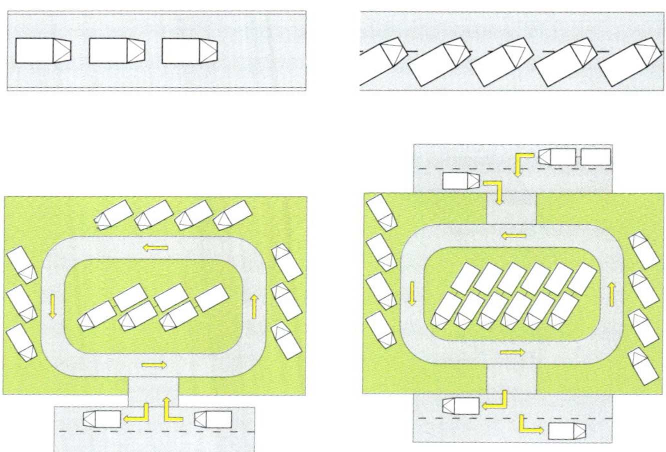

8.4 Patientenablage

	Wichtige Maßnahmen
	Gefahren der Einsatzstelle beachten (AAAACEEEE + ABEV)
	Kennzeichnungsweste anlegen („Leiter Patientenablage“)
	Sicherstellung der Kommunikation gemäß aktuellem Funkkonzept
	Patientenablage außerhalb des Gefahrenbereichs einrichten
	Patientenablage kennzeichnen und ggf. absperren
	(Vor-)Sichtung veranlassen – Patientenanhängetasche verwenden
	frühe, dringende Abtransporte (priorisierte Patienten) in Absprache mit LNA oder Leitstelle organisieren
	Ausreichend Personal/Material vorhanden?
	Erstversorgung sicherstellen
	weiteres Vorgehen mit dem Notarzt der Patientenablage abklären
	regelmäßige Lagemeldung an die nächste Führungsebene

Kennzeichnung
noch nicht gesichtet
Kategorie I akute vitale Bedrohung Sofortbehandlung
Kategorie II schwer verletzt/erkrankt dringliche Behandlung
Kategorie III leicht verletzt/erkrankt nicht dringliche Behandlung
Kategorie IV ohne Überlebenschance palliative Behandlung
EX

Beispiel eines Erstversorgungsschlüssels	
1 roter Patient	0,5 NA und 1 NotSan
1 gelber Patient	0,25 NA und 1 NotSan und 0,5 RettSan
1 grüner Patient	0,1 NA und 0,25 RettSan oder RettH

Räumliche Struktur Patientenablage

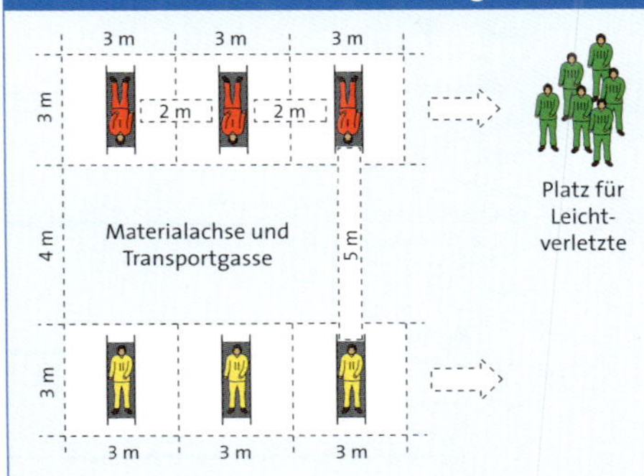

8.5 Vorsichtungsalgorithmus PRIOR® und <x>ABCDE Schema / <c>ABCDE-Schema

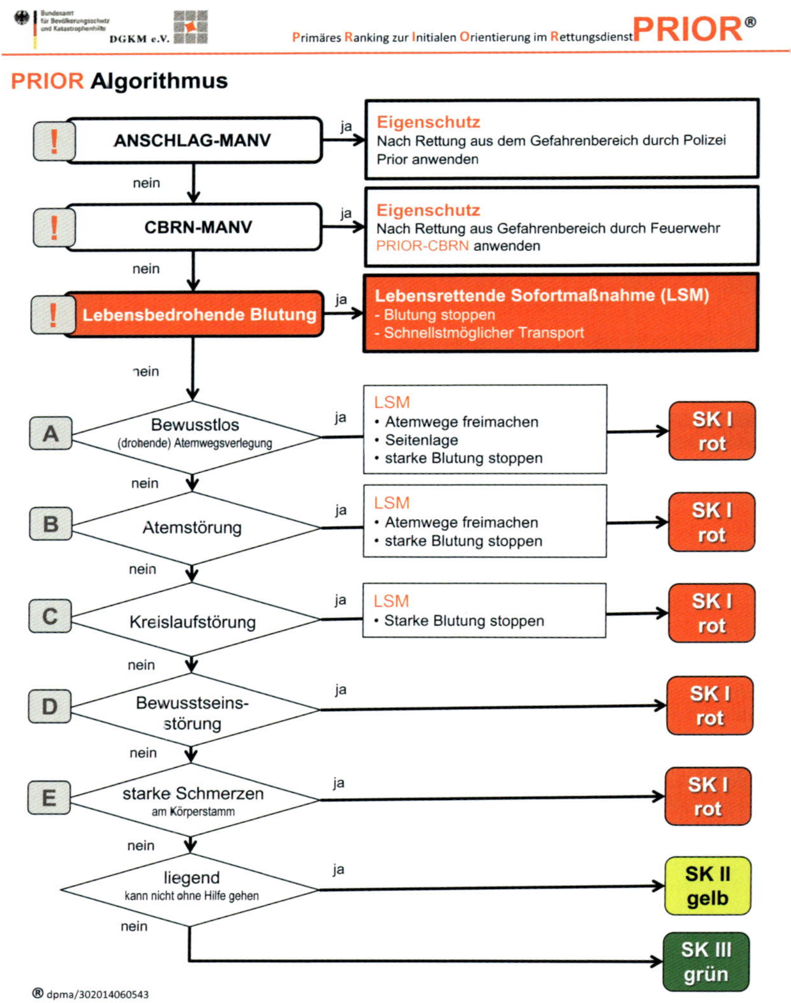

Beurteilung der Lage nach:

Szenerie | Sicherheit und Gefahrenquellen | Situation

Initiale Beurteilung (Ersteindruck) und Notruf (2 W's)

C – Critical Bleeding

Lebensbedrohliche Blutung an einer oder mehreren Extremitäten
- sofortige manuelle Kompression der Blutung
- Abbinden mittels Tourniquet maximal körperstammnah
- Anlage-Zeitpunkt dokumentieren
- Tourniquet niemals verdecken

Lebensbedrohliche Blutung an Körperstamm oder Kopf
- sofortige manuelle Kompression der Blutung, dann Druckverband anlegen

A – Atemwege

1. Ansprechen der Person	– Person ansprechen und leicht an den Schultern schütteln – reagiert die Person, nach Wünschen des Patienten handeln
2. Mund-Rachen-Raum öffnen und untersuchen	– Ist der Mundraum frei von Blut, Mageninhalt und Fremdkörpern?
3. Atemwege freimachen und freihalten	– bei Bewusstlosigkeit Atemwege freimachen und durch Überstrecken des Kopfes freihalten – Patienten nach Sturz (Helmträger): Kopf frühzeitig manuell halten, dauerhaft fixieren und Helmabnahme durchführen) ⚠
4. Atemkontrolle	– Atmet der Patient normal (sehen, hören, fühlen)? > bei Bewusstlosigkeit und vorhandener Atmung: stabile Seitenlage > bei Bewusstlosigkeit und keiner Atmung: CPR

B – Belüftung

1. Atemqualität	– Kann die Person normal sprechen? Besteht Atemnot? – Atemfrequenz und -tiefe prüfen
2. Atemgeräusche	– Giemen/Röcheln/Brodeln hörbar?
3. Atemnot	– Äußert der Patient Atemnot? > Lagerung mit erhöhtem Oberkörper
4. Atemstillstand Beginn Reanimation ⚠	– Herz-Lungen-Wiederbelebung (CPR): > 100 – 120 Kompressionen/min., 5 – 6 cm tief > im Wechsel 30 : 2 (Kompressionen : Beatmung)
5. Inspektion des Brustkorbs Suche nach (penetrierenden) Verletzungen durch Splitter, Stich-/Schussverletzungen	– Überprüfung des entblößten Oberkörpers nach: > Prellmarken/Schmerzen > Verletzungszeichen, wenn Traumapatient > insbesondere schlürfend-schmatzende Verletzungen? Hörbarer Luftaustritt? – alle Verletzungen zw. Schlüsselbein und Bauchnabel zirkulär um den Oberkörper herum mittels Ventilpflaster verschließen

C Circulation

Schmerz-/Engegefühl in der Brust (mit/ohne Ausstrahlung)	– ansprechbarer Patient mit Verdacht auf Herzinfarkt > Oberkörper hochlagern > Keine aktive Bewegung!
Rekapillarisierungs-zeit (ReCap)	– Kompression des Nagelbettes/der Handinnenfläche/der Stirn – ReCap < 2 sec: > Blutdruck ausreichend – ReCap > 2 sec: > Patient im Schock, Lebensgefahr > Ggf. (weitere) Blutungen mög-lich? Blutungssuche! > Wurde der Patient bewegt? Tourniquet überprüfen, wenn angelegt!
Hautfarbe	– Blaufärbung/auffallende Temperatur/Feuchtigkeit/Trockenheit der Haut
Inspektion/ Blutungssuche	– Absuchen nach Blutungen/Verletzungen von Kopf bis zu den Füßen; Rücken und Intimbereich nicht auslassen! – Wundversorgung, ggf. Druckverband
Schocklagerung/ Wärmeerhalt	– Schocklagerung stets in Verbindung mit – Wärmeerhalt (Rettungsdecke)

D Defizite

Prüfen von Bewusst-sein/Ansprechbar-keit/Erweckbarkeit	W – Ist der Patient wach (geöffnete Augen)? A – Erst auf laute Ansprache reagiert der Patient? S – Erst auf Schmerzreiz reagiert der Patient? B – Bewusstloser Patient ohne jegliche Reaktion?
Benötigt/nutzt der Patient Medika-mente?	– z.B. Über-/Unterzuckerung, Überdosierung/Vergiftung/Krampfanfall
Auskunftsfähig zum Hergang?	– Erinnerungsfähigkeit prüfen – Befragung, wenn möglich; räumlich, örtlich und zeitlich orientiert? – Was ist passiert? Seit wann bestehen die Beschwer-den/Schmerzen?
Einschränkungen von Bewegung/Sensorik?	– Bewegungs-/Gefühlsschwäche einer Körperseite/Gesichtshälfte? – Sensibilitätsstörungen, z.B. Kribbeln, Taubheit, Verlust der Empfindsamkeit? Erfragen, wo man den Patienten berührt – Motorische Einschränkungen/Unvermögen zur Bewe-gung?
Sprach-einschränkungen?	– Nuscheln, »verwaschene Sprache«, Sprachverlust, »hängender Mundwinkel« Wache Patienten mit Schlaganfallverdacht: Oberkörper erhöht lagern!

E Erweiterte Unter-suchung/ Entschei-den

Wärmeerhalt	– Rettungsdecke (silberne Seite zum Patienten)!
Gesamter Körper untersucht?	– Vollständige Untersuchung ohne Unterbrechung erfolgt? Ggf. fortsetzen bzw. durchführen. Welche Mechanismen haben auf den Patienten eingewirkt (Schuss, Stich, Sturz etc.)? – Wundversorgung/Immobilisation
Zustandverände-rung?/Betreuung	– Re-Evaluation des ABCDE-Schemas, um Veränderun-gen festzustellen – Patienten nicht allein lassen, Kommunikation auf-rechterhalten – auch mit bewusstseinsgetrübten/bewusstlosen Patienten sprechen! – ggf. Verbesserung der Lagerung des Patienten

8.6 Patienten- / Kräfteübersicht Patientenablage

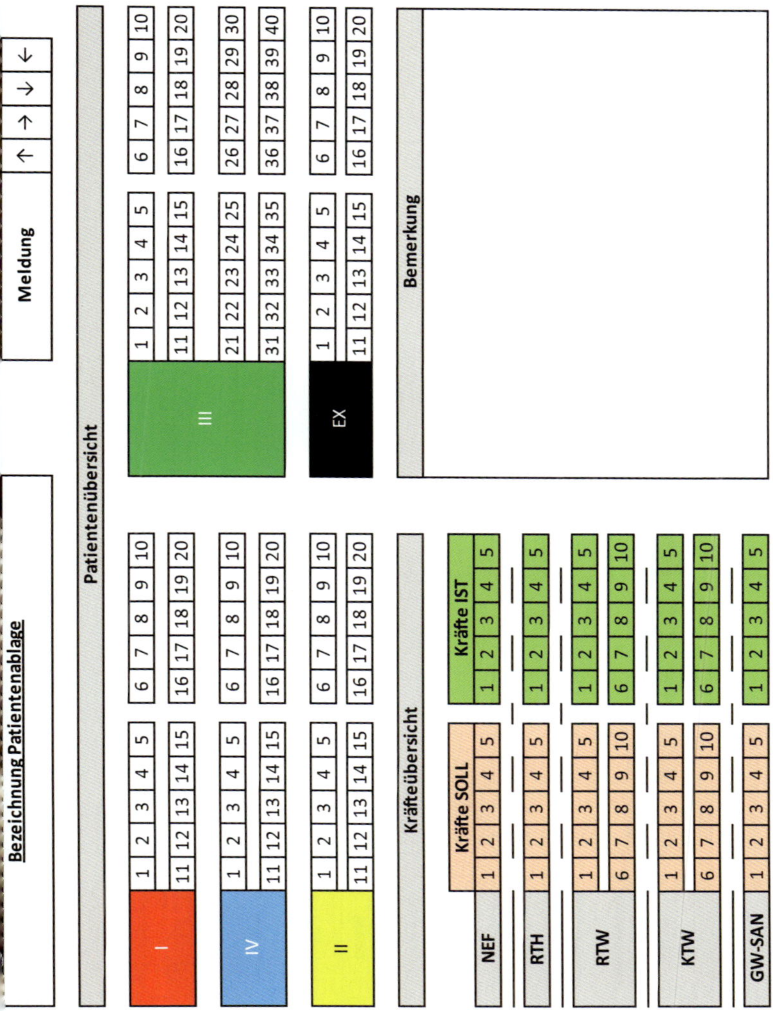

8.7 Patienten- / Kräfteübersicht Leiter Erstversorgung

Bezeichnung Leiter Erstversorgung	Meldung	↑	→	↓	←

Patientenübersicht

Uhrzeit	I	II	III	IV	EX
Patientenablage					
Patientenablage					
Patientenablage					
Patientenablage					
Patientenablage					
Gesamt					

Uhrzeit	I	II	III	IV	EX
Patientenablage					
Patientenablage					
Patientenablage					
Patientenablage					
Patientenablage					
Gesamt					

Uhrzeit	I	II	III	IV	EX
Patientenablage					
Patientenablage					
Patientenablage					
Patientenablage					
Patientenablage					
Gesamt					

Uhrzeit	I	II	III	IV	EX
Patientenablage					
Patientenablage					
Patientenablage					
Patientenablage					
Patientenablage					
Gesamt					

8.8 Einsatzstellenorganigramm

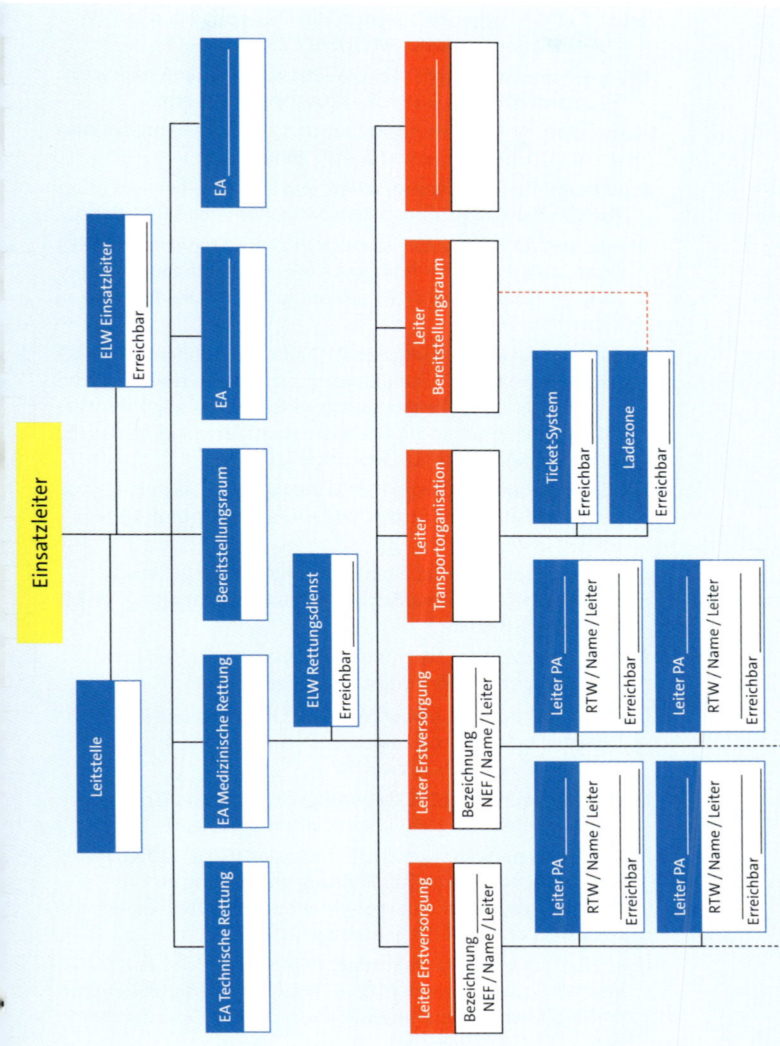

Literaturverzeichnis

Brüne F (2016) Sicherstellung der Erstversorgung beim MANV: Das Gießkannenprinzip. IM EINSATZ 23 (1): 32–34.

Brüne F, Polheim W, Klaff D, Lenz W (2014) Die Patientenablage. SEGmente Band 12, Stumpf + Kossendey, Edewecht.

Bundesamt für Bevölkerungsschutz und Katastrophenhilfe (BBK) (Hrsg.) (2018) BBK-Glossar. 2. Aufl., BBK, Bonn.

Bundesamt für Bevölkerungsschutz und Katastrophenhilfe (BBK) (Hrsg.) (2019) 8. Sichtungs-Konsensus-Konferenz. BBK, Bonn.

Bundesamt für Bevölkerungsschutz und Katastrophenhilfe (BBK) (Hrsg.) (o. A.) PRIOR® – Primäres Ranking zur Initialen Orientierung im Rettungsdienst. https://bit.ly/BBKPRIOR (Abruf: 18. September 2024).

Bundesamt für Bevölkerungsschutz und Katastrophenhilfe (BBK) (Hrsg.) (o. A.) HEIKAT. Handlungsempfehlungen zur Eigensicherung für Einsatzkräfte der Katastrophenschutz- und Hilfsorganisationen bei einem Einsatz nach einem Anschlag. https://bit.ly/BBKHEIKAT (Abruf: 18. September 2024).

Bundesärztekammer (Hrsg.) (2011) Vorgaben zur Ausbildung von leitenden Notärzten. https://bit.ly/3v37W6B (Abruf: 18. September 2024).

Deutsche Gesellschaft für Unfallchirurgie e. V. (Hrsg.) (2022) S3-Leitlinie Polytrauma/Schwerverletzten Behandlung. AWMF-Registernr. 187-023.

Deutsches Institut für Normung e. V. (DIN) (Hrsg.) (2015) DIN 13050. Begriffe im Rettungswesen. Beuth, Berlin.

Diedrich D, Mitschke T, Teuber M (2019) Einrichten und Betreiben von Bereitstellungsräumen. SEGmente Band 4, 2. Aufl., Stumpf + Kossendey, Edewecht.

Ferch H, Melioumis M (2011) Führungsstrategie. Großschadenlagen beherrschen. 2. Aufl., Kohlhammer, Stuttgart.

Institut der Feuerwehr Nordrhein-Westfalen (Hrsg.) (1999) Feuerwehr-Dienstvorschrift 100. Führung und Leitung im Einsatz. www.idf.nrw.de/dokumente/wir-ueber-uns/aufgaben-des-idf/fwdv100.pdf (Abruf: 18. September 2024).

Hossfeld B, Josse F, Kulla M, Böttiger B, Fischer M, Gräsner J-T, Walcher F, Lampl L, Helm M (2016) Handlungsempfehlung zur prähospitalen Anwendung von Tourniquets. In: Anasth Intensivmed 57 (11): 698–704.

Ministerium für Gesundheit, Emanzipation, Pflege und Alter des Landes Nordrhein-Westfalen (MGEPA) (Hrsg.) (2017) Ausstattungs- und medizinische Handlungsempfehlungen des Landesverbandes der Ärztlichen Leiter Rettungsdienst in NRW für besondere rettungsdienstliche Einsatzlagen mit gewalttätigem oder terroristischem Hintergrund. https://bit.ly/32tjcNm (Abruf: 18. September 2024).

Ministerium für Inneres und Kommunales des Landes Nordrhein-Westfalen (Hrsg.) (2013) Landeskonzept der überörtlichen Hilfe NRW „Sanitätsdienst und Betreuungsdienst". Düsseldorf.

Niedersächsische Akademie für Brand- und Katastrophenschutz (Hrsg.) Führungsvorgang. Celle.

Peter H, Weidringer JW (2001) Verletztenablage. In: Maurer K, Peter H (Hrsg.) Der Behandlungsplatz. SEGmente Band 2, 2. Aufl., Stumpf + Kossendey, Edewecht, Wien.

Rohrmann A, de Faber R, Wollermann M (2019) Protokoll zur 8. Sichtungs-Konsensus-Konferenz. BBK, Bonn. https://bit.ly/BBK8SKK (Abruf: 18. September 2024).

Schneider K (2016) Brandschutz-, Hilfeleistungs-, Katastrophenschutzgesetz Nordrhein-Westfalen. 9. Aufl., Kohlhammer, Stuttgart.

Schreiber J (2018) MANV mit CBRN-kontaminierten Verletzten. SEGmente Band 6, 3. Aufl., Stumpf + Kossendey, Edewecht.

Ulrich A, Hündorf H-P, Lipp R (Hrsg.) (2016) Notfallsanitäter upgrade. 2. Aufl., Stumpf + Kossendey, Edewecht.

Abbildungsnachweis

Alle hier nicht genannten Abbildungen wurden vom Verlag nach den Vorgaben der Autoren erstellt.

Robert Beyer, Oldenburg
Abb. 15

Bundesamt für Bevölkerungsschutz und Katastrophenhilfe (BBK), Bonn
Abb. 7, 10 – 12

Bayerisches Rotes Kreuz, Nürnberg
Umschlagfoto (Hintergund)

Sebastian Drolshagen, Dortmund
Umschlagfoto (Vordergund)

Sven Neumann, Leer / Kreisverwaltung Leer
Abb. 17

Timo Subat
Abb. 16

Zweckverband für Rettungsdienst und Feuerwehralarmierung Saar Körperschaft des öffentlichen Rechts
Abb. 14

Über die Autoren

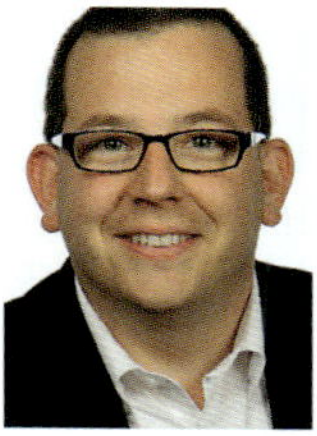

Andreas Knickmann ist Lehrbeauftragter bei der Qualitätssicherungsstelle Erste Hilfe. Neben seinen pädagogischen Qualifikationen als Dozent in der Erwachsenenbildung und im Gesundheitswesen war er jahrelang als Praxisanleiter in der Notfallmedizin, Referatsleiter Rettungsdienstliche Führungskräfteausbildung, Lehrbeauftragter sowie stellvertretender Schulleiter tätig. Im DRK-Kreisverband Köln e.V. übernimmt er ehrenamtlich die Funktion als Einsatzleiter und Pressesprecher. Er unterrichtet an der Bundesakademie für Bevölkerungsschutz und Zivile Verteidigung des Bundesamtes für Bevölkerungsschutz und Katastrophenhilfe im Bereich Katastrophenmedizin. Außerdem ist er Mitglied der Rheinischen Projektgruppe Ü-MANV, Fachberater für den Sanitäts- und Betreuungsdienst in der Mobilen Führungsunterstützung Rheinland. Seit 2016 ist er Redaktionsmitglied der Fachzeitschrift IM EINSATZ. Er ist Herausgeber der 4. Auflage des „Handbuch für Organisatorischen Leiter und Leitenden Notarzt" und ist Mitherausgeber des „Leitfaden Evakuierung", der „Taschenkarten Stabsarbeit" sowie Autor diverser SEGmente-Bände, alles erschienen im Stumpf + Kossendey Verlag.

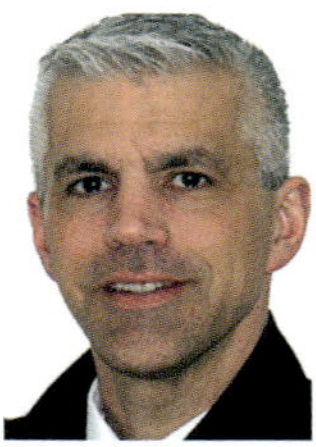

Sven Neumann ist Notfallsanitäter und mitverantwortlich für die Stabsstelle MANV im Landkreis Leer. Er ist Führungskraft bei der Feuerwehr sowie OrgL des Landkreises und war zuvor acht Jahre lang Wachleiter der Hauptwache des Rettungsdienstes. Aktuell ist er als Leiter der Stabsstelle Qualitäts- und Risikomanagement bei der Kooperativen Regionalleitstelle Ostfriesland tätig. Er ist Mitglied verschiedener Arbeitskreise mit Themenfeldern MANV und polizeiliche Lagen. Als Gastdozent unterrichtet er an der Bundesakademie für Bevölkerungsschutz und Zivile Verteidigung sowie an weiteren Bildungseinrichtungen in den Bereichen MANV, Katastrophenmedizin und Führungslehre. Seit 2017 begleitet er den Redaktionsbeirat der Fachzeitschrift IM Einsatz und ist Mitherausgeber des „Leitfaden Evakuierung", der „Taschenkarten Stab" sowie Mitautor diverser SEGmente-Bände, alles erschienen im Stumpf + Kossendey Verlag.

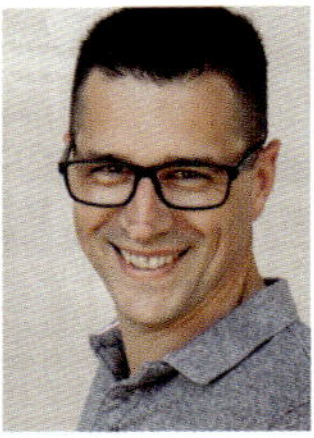

Timo Subat arbeitet im Funktionsgebiet Einsatzdienst sowie im Führungsdienst beim kommunalisierten Rettungsdienst des Oberbergischen Kreises. Er ist Organisatorischer Leiter Rettungsdienst und Verbandsführer und unterrichtet als Gastdozent an der Bundesakademie für Bevölkerungsschutz und Zivile Verteidigung des Bundesamtes für Katastrophenschutz und Katastrophenhilfe und an weiteren Bildungseinrichtungen im gesamten Bundesgebiet. Er ist geschäftsführender Gesellschafter der trust med oberberg gmbh und ist Teil des Redaktionsbeirats der Fachzeitschrift IM EINSATZ, ist Mitherausgeber und Autor des „Leitfaden Evakuierung", der „Taschenkarten Stabsarbeit", erschienen im Stumpf + Kossendey Verlag, sowie Mitautor diverser Fachbücher.